Couronner la Couverture

618

ÉLÉMENTS

D'HYGIÈNE

Corbeil. Typ. et stér. Crête.

ENSEIGNEMENT SECONDAIRE DES JEUNES FILLES

— TROISIÈME ANNÉE —

ÉLÉMENTS D'HYGIÈNE

RÉDIGÉS

CONFORMÉMENT AUX PROGRAMMES

du 28 Juillet 1882

PAR

A. PROUST

MÉDECIN DE L'HOPITAL LARIBOISIÈRE
MEMBRE DE L'ACADÉMIE DE MÉDECINE
ET DU COMITÉ CONSULTATIF D'HYGIÈNE PUBLIQUE DE FRANCE
PROFESSEUR D'HYGIÈNE A L'ÉCOLE NORMALE SUPÉRIEURE
DE FONTENAY-AUX-ROSES

Avec 131 figures dans le texte.

PARIS

G. MASSON, ÉDITEUR

LIBRAIRE DE L'ACADÉMIE DE MÉDECINE

120, Boulevard Saint-Germain, en face de l'École de Médecine

M DCCC LXXXIII

cidre; thé; café; chocolat. — Leurs qualités nutritives.

Préparation et conservation des aliments. — Leurs altérations. — Poisons métalliques dans les conserves.

Des vêtements. — Adaptation. — Le vêtement, véhicule des germes morbides.

Des cosmétiques. — Leurs dangers.

Des bains. — De la propreté corporelle.

De l'exercice. — Son influence sanitaire.

De la marche, de la course, de l'équitation.

Des habitations. — Sol. — Exposition et disposition des maisons.

Cube d'air. — Ventilation. — Chauffage.

Éclairage naturel et artificiel. — Matières éclairantes. — Gaz. — Éclairage électrique.

Action sur l'œil des rayons diversement colorés.

Du mode de transmission de quelques maladies contagieuses.

Précautions à prendre pour les prévenir. — Isolement et désinfection.

PRÉFACE

Ce livre est destiné à présenter aux élèves, sous une forme aisée à comprendre et à retenir, les principes élémentaires de l'hygiène. Il s'adresse aux jeunes filles qui, par le rôle qu'elles joueront plus tard dans la société, exerceront une influence des plus importantes sur la santé de leur entourage.

La jeune fille, en effet, placée un jour à la tête d'une famille, sera appelée à chaque instant à mettre en pratique ces règles dont la connaissance doit être regardée comme l'une des branches les plus indispensables d'une bonne éducation. L'avenir des enfants, le bien-être de la famille, et, dans une grande mesure, le bien de la patrie en dépendent. Or, n'est-il pas déplorable de songer que, chargées d'un tel rôle, la plupart des jeunes femmes, telles que les façonne l'éducation aujourd'hui, ignorent d'une manière absolue les règles fondamentales de l'art de conserver la santé? N'est-il pas déplorable de voir ces jeunes filles, qui, bientôt, seront des mères à leur tour, contrevenir à toutes les règles de l'hygiène et compromettre leur santé par des imprudences qui n'ont d'autre excuse que le caprice, et surtout le défaut de lumières?

C'est donc à combler cette immense lacune dans l'éducation féminine que nous avons songé. Si l'œuvre est modeste, si les proportions que j'ai dû lui donner sont étroites, le but que nous voulons atteindre est d'une importance capitale, et qu'on ne saurait exagérer.

Il fallait éviter, pour ne point fatiguer les jeunes esprits auxquels je m'adresse, les développements scientifiques, les discussions abstraites, et les détails absolument techniques. Mais, en laissant de côté ces parties fondamentales de la science, il est encore possible de présenter au lecteur des résultats positifs et d'une application immédiate.

L'hygiène, en effet, n'est point une science, c'est un faisceau de connaissances diverses groupées ensemble pour concourir au même résultat, et dont on peut cueillir les fleurs et les fruits sans avoir à se préoccuper outre mesure du travail souterrain qui leur a donné naissance.

J'ose donc espérer que cet opuscule, paraissant sous les auspices d'une autorité éclairée, sera favorablement accueilli par les maîtresses et par les élèves; par les maîtresses, parce qu'il leur apportera les éléments d'un enseignement des plus utiles et des plus attrayants; par les élèves, parce que sous une forme moins aride que celle des ouvrages scientifiques proprement dits, il leur présentera des connaissances aussi variées qu'intéressantes et qui, par leur nature même, correspondent à ce besoin de réalisme qui est l'un des traits caractéristiques de la société contemporaine et l'une des qualités essentielles de l'esprit moderne.

J'ai voulu prêcher d'exemple, et, me conformant aux règles posées à cet égard, j'ai fait imprimer ce livre sur un papier dont la couleur est considérée aujourd'hui comme la moins fatigante pour les yeux, et avec la justification typographique qui a été recommandée pour les mêmes raisons par la Commission spéciale d'hygiène de la vue.

Enfin j'ajouterai, en terminant, que j'ai suivi scrupuleusement le programme adopté par le Conseil supérieur de l'instruction publique.

A. PROUST.

Janvier 1883.

ÉLÉMENTS D'HYGIÈNE

I. — DE L'HYGIÈNE

SON BUT, SON UTILITÉ

L'hygiène est l'art de conserver et de perfectionner la santé. Elle comporte l'étude de toutes les conditions qui assurent la prospérité de l'individu et de l'espèce, qui les améliorent moralement et physiquement.

Conserver la santé de l'individu, prévenir la maladie et retarder l'instant de la mort est une des tâches que doit se proposer l'hygiéniste ; mais son but doit être plus complet et plus élevé, et son programme doit se confondre avec celui qui résume toutes les aspirations de l'humanité, toutes ses tendances vers un perfectionnement continu et indéfini, et qui se formule par un seul mot : le progrès.

II. — HYGIÈNE DE LA PREMIÈRE ENFANCE

La mortalité du début de la vie est considérable ; elle peut dépasser 900 pour 1000 dans quelques pays.

Cette mortalité est assez élevée pour qu'on ait pu dire, chiffres en main, qu'un enfant qui naît a moins de chances qu'un homme de 90 ans, de vivre une semaine, et moins de chances qu'un octogénaire de vivre 1 an. Ces chiffres effrayants montrent combien tout ce qui touche à l'*hygiène du nourrisson et de la première enfance* est important.

Nous connaissons les déplorables conditions sociales qui, dans les grandes villes surtout, entrent comme facteurs principaux dans cette funeste mortalité. Néanmoins, un autre élément intervient, c'est la débilité extrême et la grande susceptibilité de ces petits organismes.

L'hygiène de la première enfance consiste presque exclusivement dans l'éducation physique du nouvel être, et il est d'autant plus important d'apporter à cette éducation tous les soins, que la meilleure partie des années qui vont suivre doit être employée à l'éducation proprement dite, c'est-à-dire au développement des facultés intellectuelles. Dans la première enfance, l'ensemble des modificateurs dits hygiéniques ne s'adresse guère qu'aux fonctions de nutrition.

Des soins de propreté. — Des bains. — Une exquise propreté constitue une des conditions essentielles de bien-être et de prospérité pour le nouveau-né. Chaque fois que l'enfant a souillé son linge, on doit non seulement le changer, mais le laver avec de l'eau tiède. De cette façon, on maintiendra dans toute son intégrité le fonctionnement de la peau, et d'autre part on préviendra les excoriations, si fréquentes à cette époque.

L'enfant doit être baigné tous les jours, et la durée du bain ne doit pas excéder cinq minutes.

La toilette de la tête du jeune enfant exige une

attention spéciale. Il est utile, non seulement de la laver comme le reste du corps, mais de la frictionner de temps à autre avec un linge ou avec une brosse très douce, pour enlever la crasse, les pellicules et les croûtes qui s'accumulent facilement sur cette partie et à l'apparition desquelles bien des personnes encore applaudissent.

Il est bien entendu que tous ces soins doivent être donnés dans un lieu dont la température sera en moyenne de 20°; car depuis longtemps, nous savons que la respiration cutanée et pulmonaire (qui dissipe une grande quantité de chaleur) est plus considérable, eu égard au poids général des individus, chez les enfants que chez les adultes ; et d'autre part, les expériences d'Edwards ont établi, d'une façon péremptoire, que le pouvoir de résister aux abaissements de température est à son minimum à l'époque de la naissance.

Des vêtements et de l'habillement. — L'usage barbare du maillot, contre lequel s'élevait déjà Rabelais, tend enfin à disparaître chaque jour. On a compris qu'il fallait habiller les enfants pour les garantir de l'influence des agents extérieurs et en particulier du froid, et non pas pour apporter une entrave à la liberté de leurs mouvements. On emploie maintenant le maillot français modifié ou le maillot anglais.

Quelle que soit, du reste, la manière d'habiller les enfants, ils ne doivent en aucune façon être gênés dans leurs mouvements ; la poitrine doit pouvoir se dilater avec facilité, les jambes s'étendre et se fléchir à volonté. Quant à la tête, elle ne doit être que légèrement couverte, et de bonne heure il faut habituer les enfants à rester tête nue.

De l'alimentation. — Les résultats fournis par l'anatomie, la physiologie et la pathologie expérimentale établissent d'une façon irréfutable que le lait est la première nourriture de l'enfant et la seule qui doive faire la base de son alimentation pendant toute la durée du premier âge.

On alimente prématurément toutes les fois qu'avant l'éruption complète des huit premières dents, on fait absorber toute autre substance alimentaire que du lait *non mélangé*, et d'une richesse caséeuse proportionnée à l'âge du nouveau-né. Le premier produit de sécrétion des mamelles, le colostrum, composé de matières grasses, sucrées, et de sels minéraux, est indispensable au nouveau-né, non pas parce qu'il purge, mais parce que c'est un chyle fourni par la mère, parce que c'est un aliment plastique et de calorification, parce qu'aucune autre émulsion artificielle ne peut le remplacer et parce qu'enfin cette émulsion naturelle n'exige pour ainsi dire qu'une ébauche de digestion pour être absorbée.

Chalvet, répétant les expériences de M. J. Guérin, dans le but d'étudier l'influence de l'alimentation prématurée sur les jeunes mammifères, put reproduire expérimentalement, chez de jeunes chiens, la série d'accidents que présente la grande majorité des enfants au retour de chez de mauvaises nourrices : gros ventre, gonflement des jointures, amaigrissement général, etc.

Le lait destiné au nouveau-né est fourni par la femme ou par un animal domestique, d'où quatre variétés d'allaitement :

1° Allaitement maternel ;

2° Allaitement par une nourrice autre que la mère ;

3° Allaitement direct par un animal (chèvre, ânesse) ;

4° Allaitement au biberon.

Allaitement maternel. — En insistant aujourd'hui sur les avantages que retire l'enfant de l'allaitement maternel, nous ne serions que le plagiaire de l'opinion publique. Les avantages ne sont pas moins grands pour la mère.

Lorsque la mère allaite, l'enfant doit être mis au sein quelques heures après sa naissance. Il faut absolument se garder de lui faire prendre de l'eau sucrée ou de l'eau de fleurs d'oranger, que l'enfant rejette du reste presque toujours.

Il est bien difficile de donner des règles précises quant au nombre et à la durée de chaque tetée : cela dépendra de l'état de l'enfant, de la quantité de lait, etc. Seulement l'allaitement devra être régulier. Toute nourrice devra avoir six heures de repos pendant la nuit ; il faudra dans la journée laisser au nouveau-né le temps de bien digérer chaque repas, car rien n'est plus pernicieux que cet allaitement presque continuel que s'imposent les mères par un excès de zèle mal raisonné.

Allaitement par une nourrice. — La nourrice devra en tous points suivre les règles ci-dessus indiquées. Il faut veiller, surtout dans les premiers jours, et quand l'enfant n'est pas vigoureux, à ce que les tetées soient assez espacées et pas trop abondantes.

Allaitement dit artificiel. — Allaitement direct par un animal et allaitement au biberon. — Malheureusement la question de l'allaitement maternel ne dépend pas toujours d'un simple caprice de la mère ou de conseils étrangers, et souvent aussi l'allaitement par une nourrice devient absolument impossible par une raison de force majeure.

Le lait d'ânesse, de vache, ou de chèvre, doit par son âge correspondre autant que possible à l'âge du nourrisson.

Les bouillies, panades, farines lactées, doivent être sévèrement proscrites. C'est en agissant ainsi que l'allaitement au biberon pourra seulement devenir moins meurtrier.

On peut souvent remplacer une nourrice par une femelle en voie de lactation, la chèvre ou l'ânesse. Le lait d'ânesse par son alcalinité persistante, sa composition presque semblable à celle du lait de femme, par la sobriété de l'animal, doit être préféré au lait de chèvre, surtout pendant les premiers mois du nourrisson (Perrot).

Pour la chèvre, on doit donner la préférence aux espèces sans cornes, dont le lait n'a pas une odeur aussi forte.

Quantité de lait nécessaire au nourrisson pour s'accroître pendant les neuf premiers mois. — Le premier jour, l'enfant n'avale guère plus de 3 grammes de colostrum par repas, par suite de la difficulté de la succion et du peu d'abondance du colostrum.

Le deuxième jour, il en avale 15 grammes par repas.

Le troisième jour, davantage, mais pas plus de 40 grammes.

Le quatrième jour, 50 grammes.

Comme il y a, en général, 10 tetées dans les vingt-quatre heures, cela ne fait guère que :

30	grammes	pour le	1er	jour.
150	id.	id.	2e	jour.
400	id.	id.	3e	jour.
550	id.	id.	4e	jour.

Le premier mois, la tetée est de 70 grammes à chaque repas, ce qui fait, pour 9 tetées en vingt-quatre heures, environ 650 grammes de lait.

A deux mois, la tetée est de 100 grammes à chaque repas, soit pour 7 tetées dans les vingt-quatre heures, 700 grammes.

A trois mois, la tetée est de 120 grammes, soit pour 7 tetées dans les vingt-quatre heures, 850 grammes.

A quatre mois, la tetée est de 150 grammes à chaque repas, soit pour 6 tetées dans les vingt-quatre heures, 950 grammes.

Cette quantité persiste jusqu'à neuf mois, et diminue à mesure que l'enfant prend davantage d'aliments qui plus tard devront lui suffire seuls.

Des pesées régulières comme moyen de constater la loi d'accroisement des nouveau-nés. — Le seul et unique moyen de s'assurer d'une manière certaine de la prospérité d'un nouveau-né, est de le peser régulièrement afin de voir s'il y a augmentation de son poids initial. Aujourd'hui, l'utilité de ce système est universellement reconnue.

1° Dès la naissance, il existe une inégalité pour le poids entre les enfants des deux sexes.

Le poids moyen des garçons est de 3k,370 grammes.

Le poids moyen des filles est de 3k,120 (Tarnier)

2° Le poids moyen de l'enfant diminue un peu jusque vers le deuxième jour après la naissance, et il ne commence à croître sensiblement qu'après la première semaine.

La pesée régulière est le seul moyen d'obtenir une surveillance vraie des nourrices auxquelles on a confié des nourrissons.

En effet, il arrive souvent que des enfants bien portants en apparence, sont déjà gravement atteints. Il n'y a pour ainsi dire pas de symptôme externe, et si la nourrice ou la garde (ce qui arrive souvent) dissimule les traces qui pourraient mettre sur la voie, l'enfant succombera parce qu'on interviendra trop tard; tandis qu'on peut être averti en constatant une diminution ou même un arrêt de poids.

De l'allaitement mixte et du sevrage. — Nous avons établi qu'on ne doit donner à l'enfant pendant les huit premiers mois que du lait, il nous reste à examiner les questions suivantes :

A quelle époque est-il nécessaire d'ajouter à la nourriture de l'enfant d'autres aliments? A quelle époque l'allaitement doit-il cesser d'une façon définitive?

Quelle que soit la petite quantité de lait fournie par l'appareil mammaire, il faut la conserver, car c'est une ressource qui devient très précieuse en cas de maladie de l'enfant.

Règle générale, on peut commencer à donner à l'enfant quelques aliments après la première année. Mais encore le lait, le pain, les œufs devront-ils former la base de cette alimentation. La viande ne constitue une nourriture convenable que vers la deuxième année. Quant au vin, toujours mélangé d'eau, il doit être donné avec la plus grande parcimonie pendant les premières années.

L'époque qui doit marquer la fin de l'allaitement sera subordonnée à l'état des dents.

L'allaitement, en résumé, doit se terminer d'une façon graduelle, et la transition entre l'allaitement et le régime nouveau sera bien ménagée.

Sommeil. — Veille. — Exercice. — Dans les premiers temps de son existence, le sommeil de la nuit ne suffit pas à l'enfant ; il doit encore dormir pendant la journée : on peut même dire qu'alors il ne fait que teter et dormir. L'enfant doit avoir sa couche à lui (berceau ou lit) ; il ne doit pas être placé aux côtés de sa mère, de sa nourrice ou d'autres enfants. Les matériaux sur lesquels il repose doivent être entretenus avec la plus grande propreté ; de plus, ils doivent être disposés de telle façon que l'enfant, qui est en ce moment presque entièrement passif, ne puisse tomber.

Nous préférons un petit lit privé de rideaux, au berceau. Les rideaux surtout empêchent l'air de circuler librement ; de plus le berceau expose l'enfant à des chutes plus ou moins malheureuses. L'usage de bercer les enfants, qui remonte bien haut, puisque Martial, dans ses Épigrammes, fait allusion à un certain Charydème qui était son berceur, a le grand inconvénient de faire contracter à l'enfant une habitude qu'il devient difficile plus tard de détruire. Au fur et à mesure que l'enfant grandit et se développe, le sommeil du jour devient moins nécessaire, et à l'âge de deux ans, il peut, sans porter préjudice à la santé de l'enfant, être supprimé tout à fait. Quant à l'exercice, on peut formuler le précepte suivant : Depuis le moment de sa naissance, l'enfant doit posséder la pleine et entière liberté de ses mouvements. Porté dans les bras de sa mère ou de sa nourrice jusqu'à l'âge de cinq ou six mois, il doit être à cette époque, placé sur un tapis, une couverture, etc., et laissé en liberté. Il commence alors à exécuter certains mouvements, il exerce son appareil musculaire. On le voit se retourner d'abord, puis, après bien des efforts, tôt ou tard couronnés de succès, parvenir à s'asseoir, et enfin, après une période d'équilibre instable, se tenir debout, quitter tout point d'appui et marcher seul : fait qui se produit généralement de un an à dix-huit mois.

III. — HYGIÈNE SCOLAIRE

INFLUENCE DES ATTITUDES SUR LES DÉFORMATIONS DU CORPS. — ACTION DE L'ÉCLAIRAGE SUR LA VUE.

On a remarqué, depuis longtemps, que la *myopie* est très fréquente chez les individus qui se livrent à des travaux assidus et sédentaires ; qu'elle se développe surtout pendant *le temps d'école*, et qu'elle n'est nulle part plus fréquente que dans les écoles supérieures du gouvernement, et en particulier l'*École Polytechnique*, l'*École des Chartes*, etc. ; on sait également qu'elle est beaucoup plus commune dans les villes, où tout le monde lit plus ou moins, qu'à la campagne, où, même dans les régions les plus favorisées, la lecture n'est jamais qu'une occupation exceptionnelle et de courte durée

Nous sommes ainsi menacés d'un accroissement illimité du nombre des myopes, si des mesures sérieuses ne sont prises pour diminuer, autant que possible, l'influence nuisible de l'école sur la vue.

Ces mesures, d'ailleurs, sont en parfait accord avec ce que prescrit l'hygiène générale de l'enfant et de l'écolier.

Mais comment combattre le mal? La statistique, la théorie et l'expérience démontrent que la véritable cause de la myopie est dans le travail forcé auquel sont soumis les enfants dans les écoles; cependant il est impossible de supprimer ce travail; loin de songer à le restreindre, on l'augmente incessamment et on l'impose chaque jour à un nombre d'enfants plus considérable. Tâchons donc au moins qu'il se fasse dans les conditions les moins désavantageuses.

Les inconvénients du travail de près sont en effet singulièrement augmentés par l'insuffisance et la mauvaise distribution de l'*éclairage*, ainsi que la mauvaise disposition des *pupitres* et des *bancs* dont se servent les écoliers.

Examinons d'abord les conditions d'*éclairage*.

En premier lieu, les classes et les salles d'étude devront être très bien éclairées le jour et surtout le soir. Un éclairage médiocre ou mal disposé nous oblige à diminuer la distance entre l'œil et le livre pour lire et écrire; or nous ne pouvons voir distinctement de près qu'au prix d'efforts considérables d'accomodation et de convergence dont nous connaissons tous les mauvais effets.

La lumière arrivera latéralement. La lumière venant de face est mauvaise, parce qu'elle est éblouissante. Les enfants, en cherchant instinctivement à l'éviter, inclinent la tête aussi bas que possible pour abriter leurs yeux à l'ombre de leurs arcades sourcilières, ou bien se tournent de côté et se placent dans une position fatigante et vicieuse.

La lumière arrivant par derrière est complètement insuffisante, puisqu'elle est masquée par l'om-

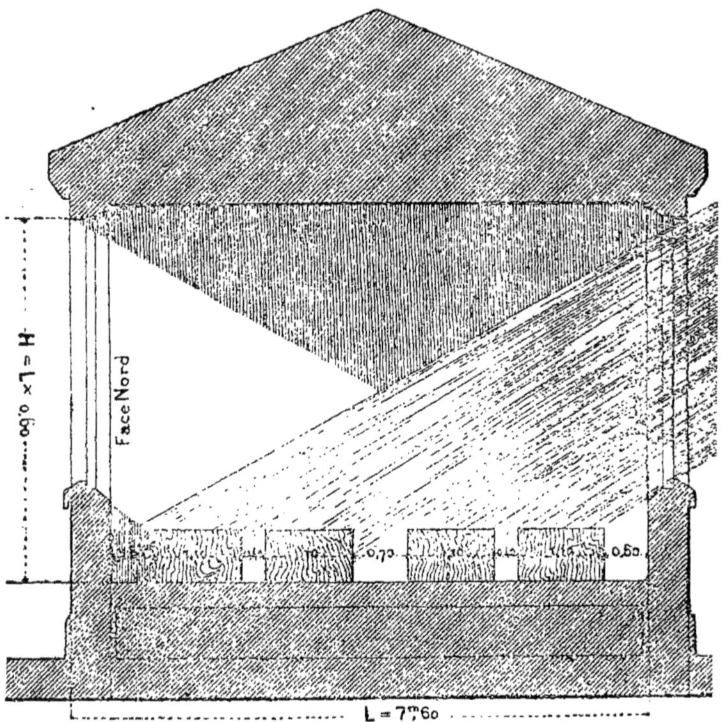

Fig. 1. — Éclairage unilatéral des salles d'école (Émile Trélat). — Coupe de la classe pendant la récréation, les volets étant ouverts. Le soleil entre abondamment dans la salle.

bre projetée de la tête et de la partie supérieure du corps. Enfin celle qui vient de droite ne vaut pas celle qui vient de gauche, parce que l'ombre de la main qui écrit cache le point que l'on doit regarder. C'est ce que permet de réaliser la disposition recommandée par M. Émile Trélat suivant la figure ci-dessus (fig. 1) que nous empruntons à une commu-

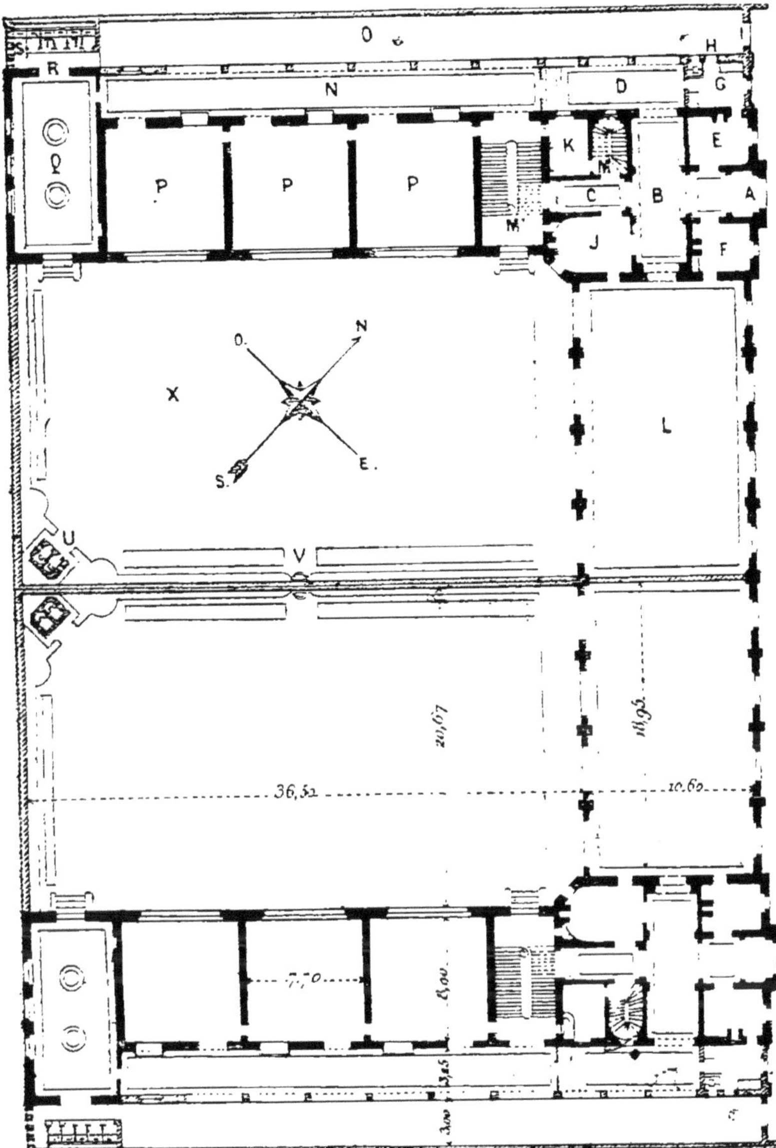

Fig. 2. — Plan d'ensemble des écoles à jour unilatéral construites au cours Ragot à Saint-Denis, par M. Laynaud, architecte. A. entrée des garçons. — B. vestibule de dégagement. — C. dégagement D. galerie basse. — E. chambre du concierge. — F. loge. — G. cuisine. — H. water-closets. — I. entrée de la cour de service. — J. cabinet du directeur. — K. compteur à gaz et paniers. — L. préau couvert. — M. escalier du directeur. — N. escalier de la salle de dessin. — O. cour de service. — P. classe. — Q. lavabos. — R. galerie d'isolement. — S. urinoirs. — T. water-closets des classes. — U. water-closets des cours. — V. fontaine. — X. cour de récréation.

nication qu'il a faite sur ce sujet devant la Société

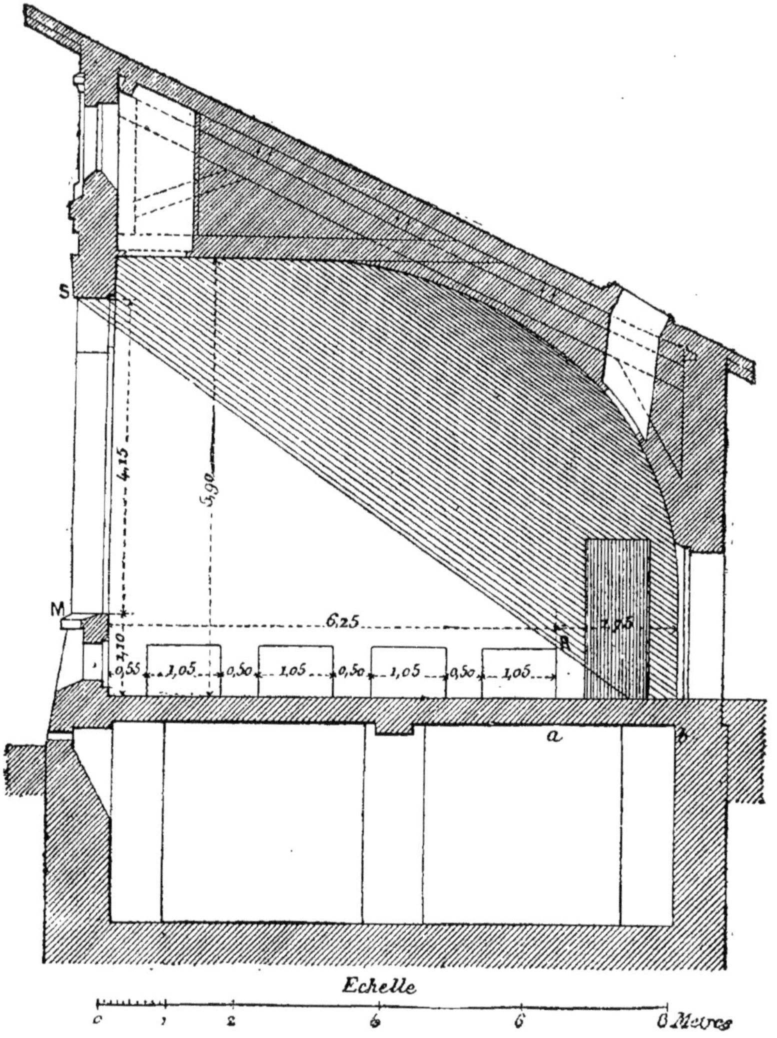

Fig. 3. — Coupe d'une classe des écoles à jour unilatéral du cours Ragot Saint-Denis. — M. Laynaud, architecte.

de médecine publique de Paris en 1879. On a même récemment cherché à donner une forme particulière au plafond des salles d'école, afin d'assurer complètement l'éclairage d'un seul côté ; c'est ce qui a été réalisé dans les écoles construites à Saint-Denis par M. Laynaud (fig. 1 et 2).

La disposition la plus favorable consiste donc à avoir des salles d'école pourvues de larges et hautes fenêtres placées sur un ou deux des côtés longs, et à y disposer les tables perpendiculairement à ce côté, de façon que la lumière tombe sur le côté des élèves.

On a ainsi plusieurs rangs de tables parallèles, mais la surveillance n'en est pas plus difficile pour cela, si l'on a la précaution, soit d'élever un peu les bancs les uns au-dessus des autres en gradins, soit d'exhausser d'une façon suffisante la place du surveillant.

Nous avons dit que les fenêtres doivent être non seulement larges, mais très hautes. En effet, la lumière qui vient de haut est toujours la meilleure ; c'est celle dont la distribution est le plus uniforme, quel que soit le côté d'où elle vient.

Cependant, nous devons signaler ici un autre danger : la lumière venant directement d'en haut, comme celle que donne un plafond vitré, n'est bonne en aucun cas. Elle amène à placer le livre horizontalement pour qu'il reçoive le plus de lumière possible, et nous verrons plus loin que cette disposition entraîne une attitude funeste, non seulement à la vue, mais encore à la santé générale ; de plus, les rayons lumineux, réfléchis par la surface blanche du livre, sont directement renvoyés vers l'œil : d'où la même sensation d'éblouissement que quand la lumière vient d'en face et les mêmes inconvénients que dans ce cas.

Le soir, les lampes doivent être, autant que possible, disposées de façon à produire un éclairage semblable à celui dont nous venons d'indiquer les conditions. On ne doit pas employer les becs de gaz à feu nu qui ne donnent qu'une lumière vacillante, mais les entourer d'un cylindre de verre qui rend la flamme plus fixe et plus brillante ; des réflecteurs amélioreront encore l'éclairage sans augmenter la dépense de combustible. On les disposera de façon à ce que la lumière arrive en abondance sur les tables, mais ne frappe pas directement les yeux.

Le verre dépoli, qu'on pourrait être tenté d'employer, serait très mauvais. La remarquable propriété qu'il possède de diffuser la lumière peut être utilisée pour l'éclairage général d'une chambre, mais pour le travail il ne donne qu'un éclairage insuffisant. Il est même nuisible, s'il est placé directement devant les yeux, parce qu'il forme une surface d'un blanc éblouissant dont la vue est insupportable. Aussi ne faut-il jamais s'en servir.

Les tables horizontales ou peu inclinées, dont on se sert le plus souvent, favorisent le développement de la myopie en exigeant pour la lecture ou l'écriture une forte inclinaison de la tête en avant. Cette position amène bientôt, par l'effet de la pesanteur, une congestion passive de toute la tête et de l'œil ; il en résulte une augmentation de la tension intra-oculaire, dont les effets insensibles en apparence deviennent très marqués par suite de son action incessante. D'autre part l'enfant, prenant l'habitude de se tenir constamment penché en avant, approche plus qu'il ne devrait ses yeux du livre et est obligé, par suite, à des efforts exagérés d'accommodation, de sorte que la position vicieuse entraîne l'apparition de la myopie et que celle-ci aggrave les déformations causées par celle-là.

Ceci nous amène à rechercher la meilleure forme à donner au *mobilier scolaire*.

Les principaux inconvénients du mobilier ordinaire sont :

1° L'absence de dossiers;

2° L'écartement exagéré du siège et du pupitre ;

3° Le défaut de proportion entre la hauteur du siège et celle du pupitre ;

4° La mauvaise forme et la mauvaise inclinaison du pupitre.

Le *dossier* est nécessaire pour soulager les muscles sous-lombaires, qui ne peuvent maintenir le tronc dans la position verticale pendant les classes de deux ou même trois heures de durée. Quand il manque, le corps finit forcément par se pencher en avant en comprimant les viscères et les poumons, dont le libre jeu se trouve entravé.

Si l'enfant est obligé de placer son livre sur une table trop éloignée du banc où il est assis, il est amené à se mettre tout au bord de son siège et à faire porter tout le poids de son corps sur les coudes, d'où une projection des épaules en avant, encore augmentée par la disproportion existant souvent entre la hauteur du banc et celle du pupitre. Bientôt cette position devient intolérable, la tête s'incline en avant et vient s'appuyer, soit sur une des mains placée sur la joue, soit sur les deux mains soutenant les tempes, ou bien c'est le menton qui vient prendre son point d'appui sur les deux bras croisés et placés sur la table. Dans ces différentes postures familières à ceux qui se rappellent la fatigue des longues heures d'étude, le livre ne se trouve qu'à dix ou quinze centimètres des yeux, ou bien il est placé de côté et par conséquent à une distance différente de chacun d'eux.

Si l'on veut écrire, les inconvénients ne sont pas moindres. Le bras droit seul s'appuie solidement sur la table ; le bord du papier, au lieu d'être parallèle à celui de la table, devient oblique ou même perpendiculaire, et la partie supérieure du corps se plaçant

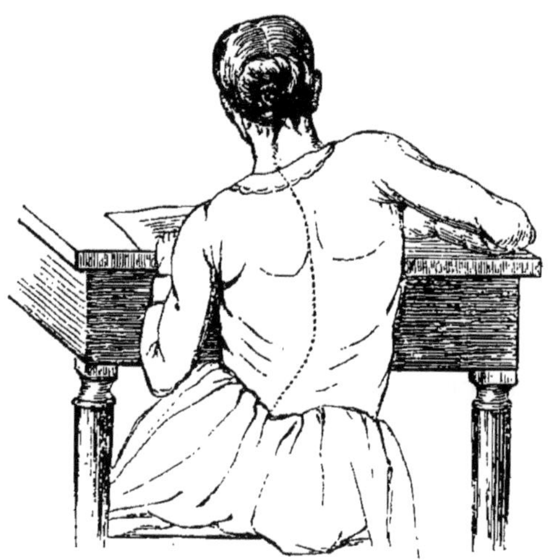

Fig. 4. — Attitude vicieuse, et incurvation de la colonne vertébrale en écrivant sur une table trop élevée et appuyant le bras droit. (Frey).

toujours directement en face du papier, tandis que la partie inférieure est fixée sur le banc, il en résulte une inclinaison et une distorsion croissantes de la colonne vertébrale, ainsi que l'indique la figure 4, d'après le Dr Frey.

On s'est d'ailleurs beaucoup occupé, en France et à l'étranger, dans ces derniers temps, des conséquences de cette attitude. M. le Dr Dally a montré, entre autres, devant la Société de médecine publique, comment l'écriture dite anglaise, lorsqu'on oblige en même temps l'élève à appuyer le bras gauche sur

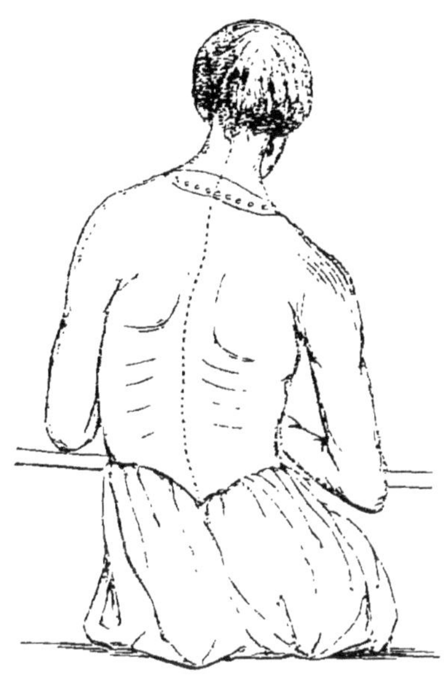

Fig. 5. — Incurvation de la colonne vertébrale due à l'écriture dite anglaise (Dally).

la table, amène aisément une incurvation fâcheuse de la colonne vertébrale vers la gauche (fig. 5).

Cette position, maintenue chaque jour, pendant plusieurs heures de suite, au moment du développement, finit par amener des déformations définitives. En Suisse, 20 pour 100 des écoliers, 40 pour 100 des écolières, ont une épaule plus haute que l'autre. C'est en effet, l'école qui est la cause la plus habituelle des déformations, en obligeant l'enfant à une attitude plus ou moins vicieuse. Car, nous naissons bien conformés. Chaussier, sur 23,200 nouveau-nés n'a trouvé que 122 enfants dans un état anormal, et il ne s'agissait pas de déformations, mais bien de monstruosités.

Pour éviter ces inconvénients, nous proposons un banc à distance dite *négative*, entre le bord antérieur du banc et le bord postérieur de la table, c'est-à-dire que le rebord inférieur du pupitre doit se terminer juste au niveau du bord antérieur du banc; sa hauteur doit correspondre à celle du coude, de façon que l'avant-bras s'y pose sans effort. Trop bas ou trop éloigné du banc, il oblige le corps à se voûter en se penchant en avant; trop élevé, il repousse le

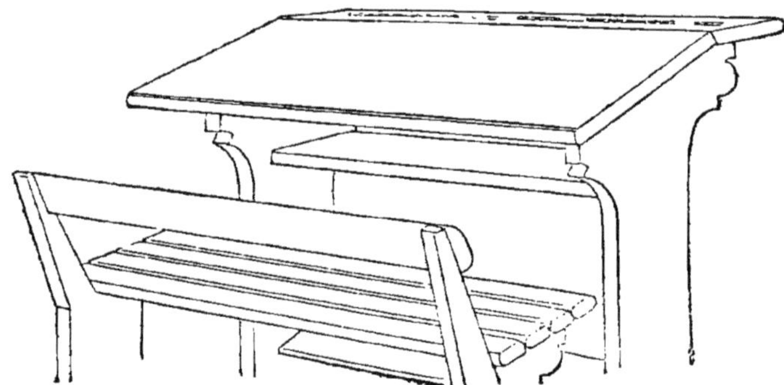

Fig. 6. — Table basse à tablette fixe. (D'après le règlement ministériel du 17 janvier 1880).

coude et l'épaule en haut. Le dossier doit être incliné.

Ces conditions exigent un matériel à une ou deux places, à moins de donner de la mobilité soit au banc, soit à la tablette, pour que l'élève puisse se lever. Nous donnons ici (fig. 6, 7, 8 et 9) quelques modèles de bancs de tables et de pupitres qui indiquent ces dispositions.

Pour les enfants des grandes classes, des chaises

mobiles sont bien préférables aux bancs ; on peut en avoir de plusieurs hauteurs, et l'on évite l'espèce de torture que la fixité du siège impose aux enfants.

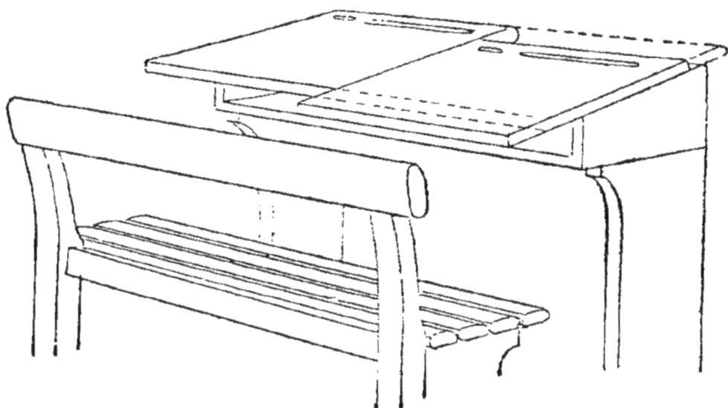

Fig. 7. — Table basse à tablette mobile. (D'après le règlement ministériel du 17 janvier 1880.)

Il est utile de donner aux tables à écrire une certaine inclinaison dans le but de tendre à rendre le

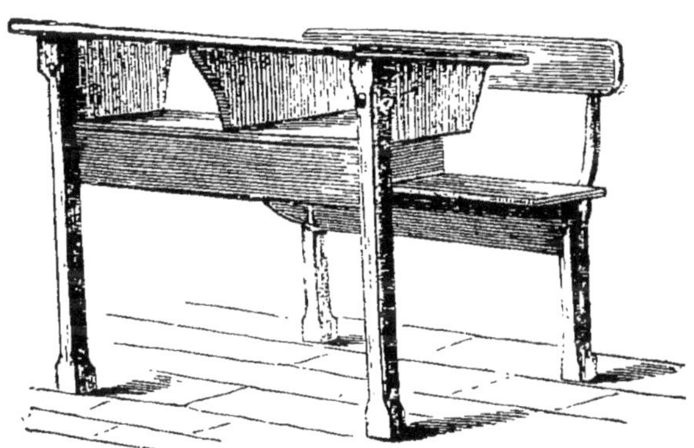

Fig. 8. — Table basse à 2 places, goussets en tôle, dessus en bois de hêtre, 3 grandeurs. — (M. O. André, ingénieur-constructeur).

papier sensiblement perpendiculaire au rayon visuel. On diminuera ainsi la tendance fâcheuse à pencher la tête en avant, bien qu'on ne puisse l'annuler complètement. Nous ne pouvons examiner qu'avec effort un objet rapproché, s'il est un peu au-dessus de l'œil, tandis que nous le regardons sans peine s'il est en face et surtout s'il est un peu au-dessous. Chacun sait qu'il est très difficile de regarder long-

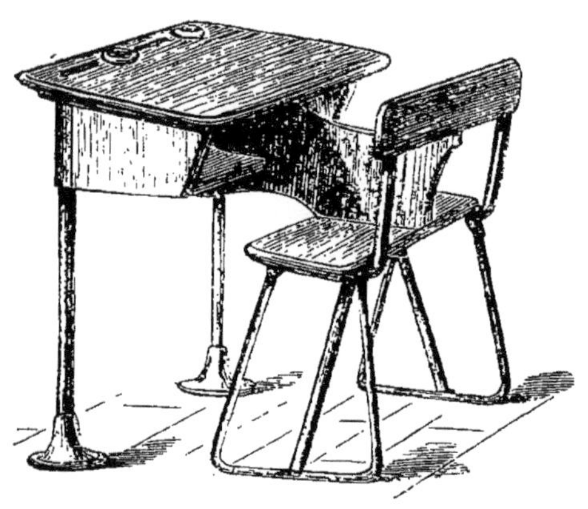

Fig. 9. — Table basse à deux places (type adopté par les écoles de la ville de Saint-Denis). — Le banc a les pieds en fer plat; le dossier de la table est en bois de hêtre, les goussets sont en tôle; la séparation et le banc sont en bois et fixes; 5 grandeurs. — (M. O. André, ingénieur-constructeur.)

temps un plafond peint et que, dans une galerie de peinture, les tableaux les plus élevés sont de beaucoup les plus fatigants à voir.

C'est pour la même raison qu'il est très mauvais de lire couché sur le dos. Outre la faiblesse de la vue que produit l'habitude de lire au lit, elle prédispose à la myopie, parce qu'elle nous oblige à maintenir longtemps les yeux dans une position instable.

Il est donc nécessaire, si nous voulons regarder longtemps et avec le moins de fatigue possible une surface plane comme celle d'un livre, de placer celui-ci directement en face des deux yeux et un peu en bas, de façon que les axes optiques soient inclinés de 45 degrés environ au-dessous de l'horizontale.

Mais il faut rejeter tous les systèmes de tablettes inclinées pour supporter spécialement les livres pendant la lecture ; quand le jour est insuffisant, surtout dans les classes éclairées unilatéralement, il faut autoriser les enfants à tenir le livre à la main, pour qu'ils puissent le tourner, la tête à l'opposé de la fenêtre, et éclairer ainsi en plein la page qu'ils lisent.

Enfin les traverses pour les pieds, quand il y en a, ne doivent pas être trop loin.

Mais ces conditions du mobilier scolaire ne sont

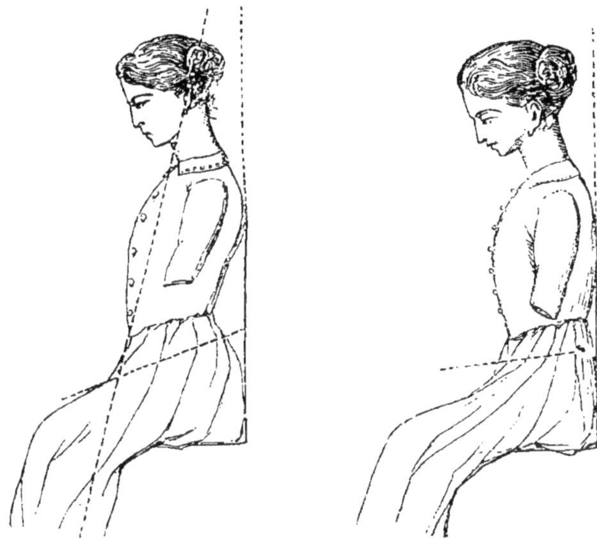

Fig. 10. — Déviation de la colonne vertébrale par l'attitude dite des reins creux (Dally). — Station assise. — A gauche, reins creux ; à droite, attitude anormale.

pas suffisantes, et il faut donner à l'attitude la plus grande attention :

Quelle est donc la condition de l'équilibre du corps ?

Il faut qu'autour de la perpendiculaire traversant le centre de gravité, tous les organes du corps viennent se ranger de façon à se faire équilibre. Être

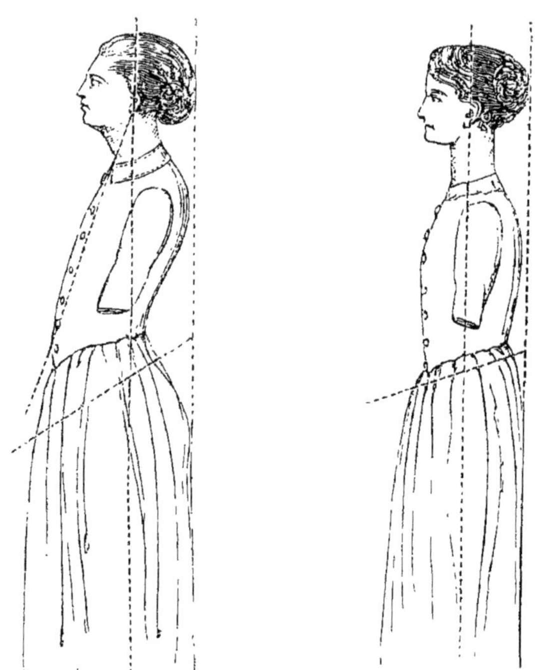

Fig. 11. — Déviation de la colonne vertébrale par l'attitude dite des reins creux (Dally). Station debout. — A gauche, reins creux, à droite, attitude normale.

droit, c'est s'écarter le moins possible de cette verticale. M. le Dr Dally s'est élevé avec raison dans le mémoire qu'il a lu à la Société de médecine publique de Paris, sur l'ensellure disgracieuse que l'on fait prendre si communément aujourd'hui aux jeunes filles lorsqu'on s'obstine à leur dire : « Tenez-vous droites, mesdemoiselles, creusez les reins ! »

L'élève sera assis d'aplomb, la ligne des épaules horizontale et parallèle au bord de la table en évitant de creuser les reins. Il n'aura aucun des coudes appuyé sur la table, ou tous les deux également ; il se bornera à maintenir le papier avec les doigts de la main gauche. M. le Dr Mathias Roth (de Londres) qui a si bien étudié toutes ces questions, en montre, dans la figure ci-après que nous lui em-

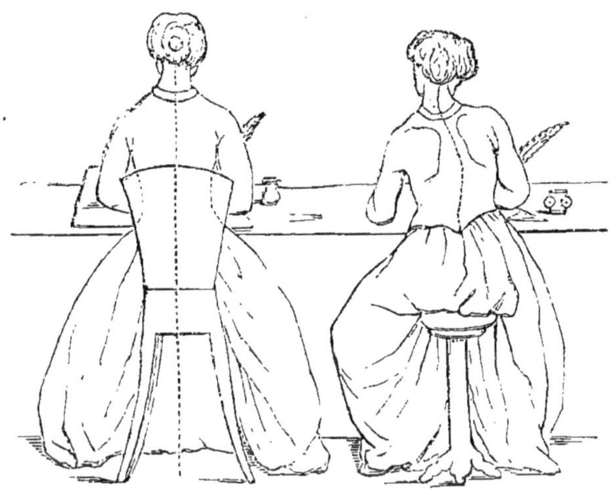

Fig. 12. — Influence d'une attitude normale et d'une attitude vicieuse sur la déviation de la colonne vertébrale pendant l'écriture (Mathias Roth).

pruntons (fig. 12), tous les avantages d'une attitude normale pendant l'écriture.

Qu'il nous permette de lui emprunter aussi la figure 13, très caractéristique et qui indique pour les jeunes filles les inconvénients trop fréquents d'une mauvaise position au piano.

Pour en revenir à l'écriture, nous conclurons qu'on ne saurait trop recommander l'écriture droite (à pleins verticaux), tracée le papier étant maintenu droit; c'est-à-dire suivant la formule de Georges Sand, *écriture droite sur papier droit, corps droit.*

Cette position, en plaçant le corps dans une symé-

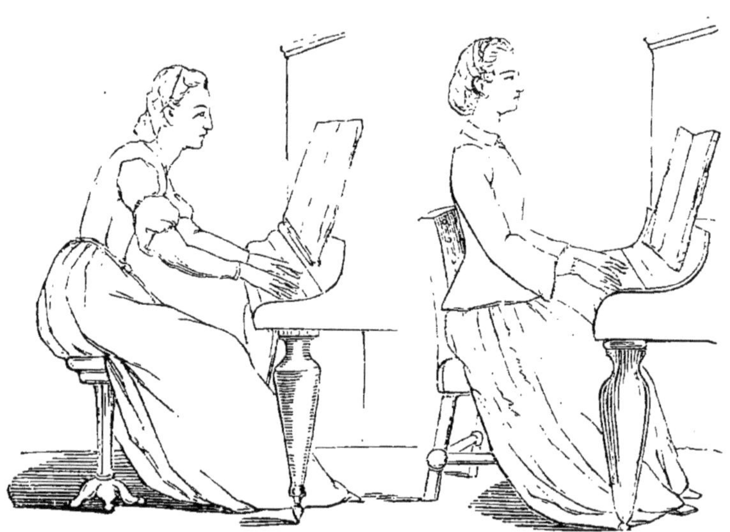

Fig. 13. — Attitudes vicieuse et normale de l'élève au piano (Mathias Roth).

trie parfaite, parallèlement au bord de la table, le papier placé devant le milieu du corps, paraît devoir éviter les déformations latérales qui sont actuellement si fréquentes; rendant naturelle la position normale de la tête, elle s'opposera au rapprochement continu de celle-ci vers le papier.

En même temps que cette position évitera la déformation, elle supprimera également la myopie. On se privera peut-être ainsi des élégances de l'écriture dite anglaise, mais on aura ces lettres droites, vigoureuses, et facilement lisibles de la vieille écriture française. D'ailleurs, lorsque l'enfant devenu adulte voudra écrire penché, ce qui permet une plus grande rapidité et une plus grande rectitude de lignes sur du papier non réglé, il lui suffira d'incliner son papier vers la gauche. En effet, si on adopte une écriture inclinée, il faut que le papier ait une inclinaison égale à celle demandée à l'écriture, mais en sens inverse ; par exemple, que pour une écriture inclinée de gauche à droite à 45 degrés, le papier soit incliné de droite à gauche de 45 degrés, de telle façon que les pleins soient toujours tracés perpendiculairement au bord de la table.

Quand l'éclairage et le mobilier scolaire seront aussi bien établis que possible, il faudra encore s'occuper de quelques points accessoires qui ont bien aussi leur importance.

On ne devra placer entre les mains des enfants que des livres imprimés en caractères assez gros et parfaitement nets; les caractères trop fins, ou indistincts, par suite de la mauvaise qualité de l'encre et du papier, ou encore de leurs formes trop grêles, ne peuvent être distingués qu'en approchant le livre des yeux, et entraînent ainsi des efforts exagérés d'accommodation. D'importantes réformes seraient nécessaires à ce point de vue, dans l'impression des livres classiques, trop souvent mauvaise, parce qu'elle est abandonnée à l'intérêt ou à la fantaisie des éditeurs.

La longueur des classes et des études ne sera pas exagérée, et l'on séparera chaque heure et au plus chaque heure et demie de travail assidu par des intervalles de repos d'un quart d'heure; le travail intellectuel n'y perdra rien, bien au contraire.

On renoncera aussi aux punitions consistant à priver les enfants de récréation ou de promenade au dehors, punitions bien plus corporelles en réalité que les coups mêmes, puisqu'elles contribuent à entraver le développement du corps et à le déformer pour toujours, au lieu de ne lui infliger, comme celles-ci, qu'une douleur passagère et vite oubliée.

Enfin, les promenades au dehors et autant que possible dans la campagne devront être multipliées. Rappelons-nous, en effet, la fréquence plus grande de la myopie chez les pensionnaires toujours enfermés et sa rareté relative chez les externes, qui, se trouvant en plein air un certain nombre d'heures par jour, peuvent de temps en temps relâcher complètement leur accommodation.

L'hygiène particulière de la vue, loin d'être en désaccord avec l'hygiène générale de l'enfance, ne donne aucun conseil que celle-ci ne doive hautement approuver. Tout est donc d'accord pour nous faire désirer que ces considérations tiennent une place de plus en plus large dans l'organisation de nos écoles.

IV. — HYGIÈNE DE LA VOIX

LA PAROLE ; LA LECTURE ; LE CHANT.

L'émission des sons (voix, parole, chant) exige la mise en œuvre de plusieurs appareils :

1° Un soufflet, le poumon contenu dans la cage thoracique (fig. 14 et 15).

2° Un appareil à cordes vibrantes (cordes vocales), le larynx (fig. 16, 17 et 18).

3° Des organes de résonnance, la gorge, les fosses nasales.

4° Des organes d'articulation, les lèvres, les dents. la langue, le palais.

Pour bien parler, bien lire et bien chanter. l'éducation et l'exercice sont nécessaires. La lecture à haute voix, la déclamation sont d'une grande utilité, et certains vices d'articulation (bégaiement) sont heureusement traités par l'exercice de la parole et de la lecture à haute voix pratiqué selon certaines règles.

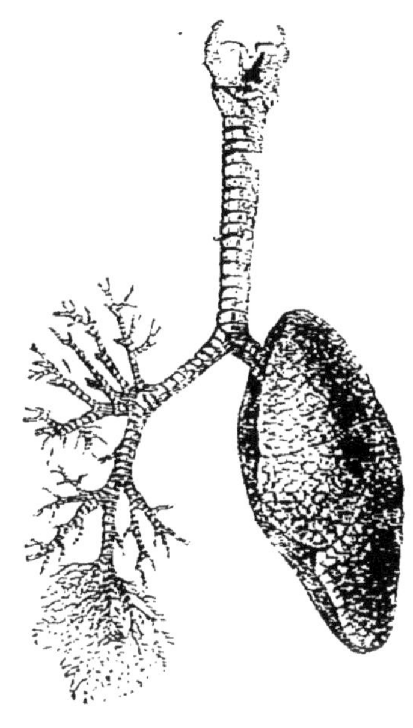

Fig. 14. — Appareil respiratoire. Le tissu pulmonaire a été détruit à gauche, de manière montrer la ramification des bronches (Milne-Edwards).

Chaque fois que l'on veut lire, déclamer ou chanter, il est important d'avoir l'estomac libre, la poitrine et le cou dégagés.

Le larynx est d'une perfectibilité presque infinie, mais sa mise en valeur réclame un travail constant de préparation et d'entretien. On s'est demandé si l'intégrité de l'organe et sa vitalité sont assurées par l'exercice habituel. ou si l'exagération de la fonction constitue au contraire un danger, ainsi que d'autres l'ont soutenu? Affirmations et négations ont été appuyées sur des faits, mais il n'existe pas en réalité, sur cette question, de statistique digne de confiance, et on reste en face d'hypothèses. Il ne parait pas que le larynx, chez les chanteurs, acquière d'une façon générale une

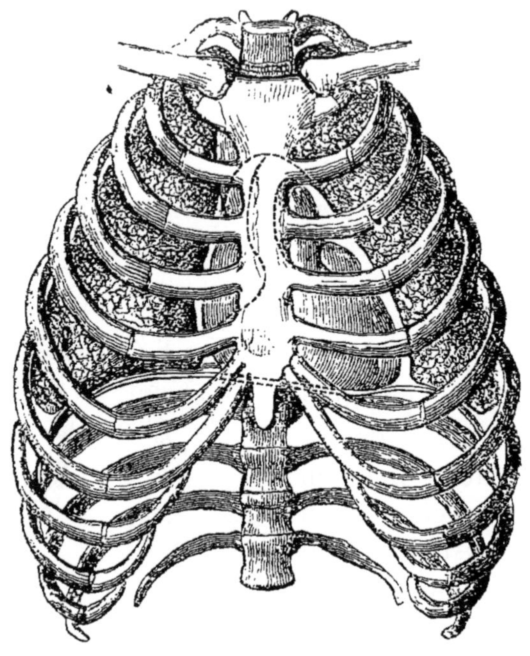

Fig. 15. — Cage thoracique ; figure montrant le poumon, le cœur et la limite supérieure du diaphragme (Paul Bert).

impressionnabilité morbide spéciale chez ceux dont la santé est ordinairement bonne.

Qu'on dise que les maladies sont plus fréquentes chez eux, et qu'on le prouve, il n'y a pas là de quoi surprendre grandement ; mais il faut distinguer : les chanteurs scéniques, qui sont les plus nombreux et qui comptent généralement les plus célèbres, vivent dans de mauvaises conditions d'hygiène générale dont il faut tenir compte ; les veillées répétées sans cesse, les longues heures passées dans des atmosphères nuisibles, les émotions et les efforts constants. pour beaucoup d'entre eux les irrégularités dangereuses d'une vie mal équilibrée, sont des causes suffisantes pour expliquer l'usure rapide et la débilité précoce. Mais ces causes. inhérentes en partie à la profession. ne sont pas en rapport avec la fonction vocale elle-même : ce n'est pas cette fonction qui détermine les perturbations que nous venons de signaler. elle en subit au contraire l'influence et souvent est compromise par elles.

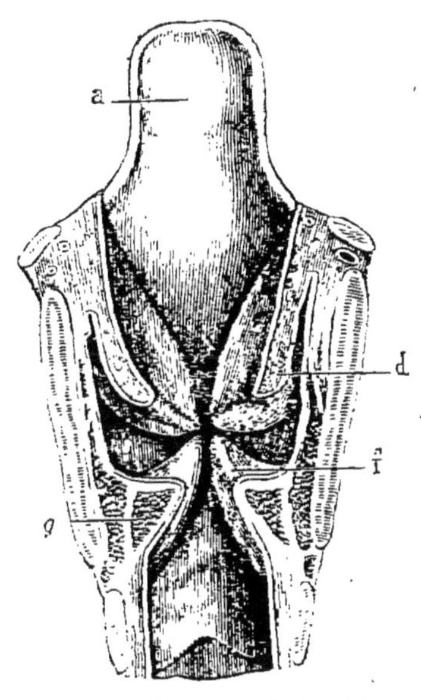

Fig. 16. — Coupe verticale et transversale du larynx vu par derrière : *a*, épiglotte ; *d*. coupe de la corde vocale supérieure : *f*. corde vocale inférieure. vraie corde vocale, avec la coupe du muscle *g* qui la constitue (Paul Bert).

En réalité. il n'y a qu'une seule affection laryngée dont le développement soit positivement influencé par l'abus de la fonction vocale. c'est la laryngite chronique d'emblée ou primitive. Encore faut-il dire que cette affection n'est pas exclusive aux chanteurs : elle appartient également et peut-être même avec un plus grand degré de fréquence aux professeurs, aux avocats, aux orateurs de toutes sortes. à tous ceux en un mot dont la profession nécessite un usage à peu près constant et suivi de la parole.

L'hygiène est sévère pour les chanteurs qui, à vrai dire. sont les serviteurs d'un organe extrêmement impressionnable. S'il est vrai que de tous les musiciens, c'est le chanteur qui dispose de l'instrument le plus mélodieux et le plus complet, on comprend aussi que, par un juste retour, on lui doive les plus grands

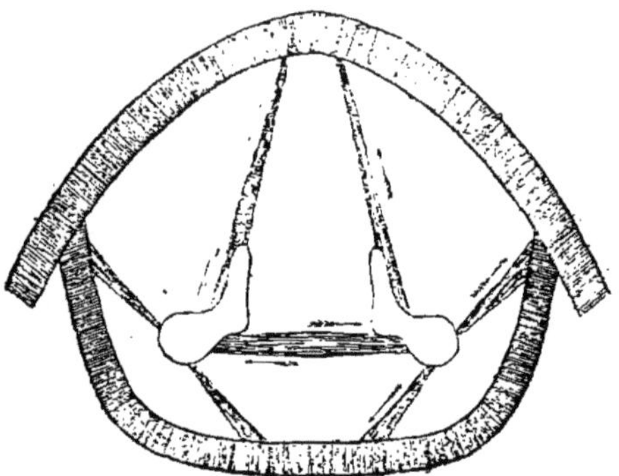

Fig. 17. — Figure schématique montrant les divers muscles qui font mouvoir les cartilages aryténoïdes et font ainsi varier l'ouverture de la glotte (Paul Bert).

soins et les plus grands sacrifices, le chanteur ne conservant sa voix que s'il est sobre, heureux et bien portant.

Nous pouvons enfin, sans sortir du rôle d'hygié-

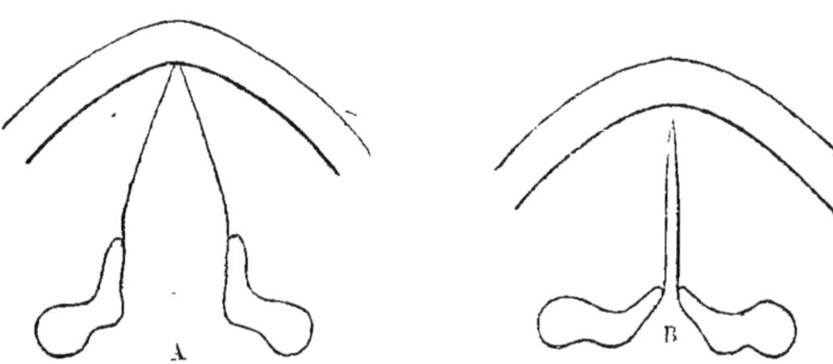

Fig. 18. — Figures schématiques montrant : A, la glotte ouverte par l'écartement des cordes vocales ; B, la glotte fermée par leur rapprochement.

niste, signaler le danger des mauvaises méthodes de l'enseignement du chant. Nous pouvons recommander de ne pas pousser les études au delà de l'étendue naturelle de la voix; il n'est pas de plus fâcheuse méthode que celle qui consiste à vouloir faire un ténor d'un baryton ou d'un mezzo-soprano un soprano, en un mot, à transformer les registres. Le développement de la voix doit être poursuivi dans l'étude du médium; et il ne faut chercher qu'avec les plus grands ménagements à étendre le registre de la voix au delà des limites qui lui sont assignées par l'organisation anatomique des cordes vocales et de leurs annexes.

Au delà de ces conseils généraux nous entrerions dans le domaine de l'enseignement du chant. Il faut reconnaître d'ailleurs qu'avec les travaux de Garcia, de Bataille et de Second, cet enseignement est entré dans une phase rationnelle.

V. — HYGIÈNE DE LA VIE SÉDENTAIRE

Les *professions cérébrales*, dites souvent à tort *libérales*, ont incontestablement des caractères qui, au point de vue de l'hygiène, en font une famille dans laquelle on peut distinguer des espèces et des variétés, mais qui possèdent un fonds commun devant lequel toutes les différences s'effacent. Un illustre homme d'État disait autrefois que l'amour des belles-lettres était la franc-maçonnerie de tous les gens bien élevés. S'il existe un lien commun, une sorte de franc-maçonnerie entre les gens de bon ton, quel que soit le parti, quelle que soit la profession à laquelle ils appartiennent, il existe évidemment un lien non moins solide, une ressemblance tout aussi générale entre tous ceux qui, de près ou de loin, ont touché à l'exercice des professions cérébrales.

Remarquons d'abord que, dès le principe, il s'établit une sorte de sélection naturelle, un triage préparatoire qui sépare les hommes doués d'une intelligence un peu supérieure à celle de leurs pareils, des autres hommes destinés à former les industriels, les commerçants et les producteurs.

Nous sommes loin de prétendre que l'intelligence littéraire ou scientifique soit absolument supérieure à celle que développe un grand industriel, un habile financier ou un commerçant heureux, mais il est incontestable que ce genre d'intelligence suppose des prédispositions spéciales, des penchants innés et surtout une persévérance dans l'étude qui ne se rencontre point en dehors des professions cérébrales.

Une fois entrés dans la carrière, les avocats, les médecins, les professeurs, les lettrés de toute espèce, contractent nécessairement des habitudes qui diffèrent, dans une certaine mesure, de celles de la population qui les entoure. Le travail de la journée n'est point suivi d'une période de repos, l'esprit reste constamment tendu, et l'exercice perpétuel des facultés cérébrales fait acquérir aux centres intellectuels une activité toute spéciale et, en même temps, une susceptibilité particulière.

Il en résulte non seulement un accroissement incontestable des forces vives de l'esprit, mais aussi une diminution sensible de la vie végétative et de la force musculaire. De même que l'ouvrier ou le paysan, par un travail manuel de tous les jours, développe et fortifie son système musculaire, de même le lettré développe son intelligence aux dépens de ses muscles.

Presque toujours les grandes fonctions de la vie végétative, la digestion, la respiration, les sécrétions, s'accomplissent avec moins de vigueur que chez l'homme vivant d'une existence moins cérébrale. Aussi la plupart des lettrés sont-ils dyspeptiques; aussi plusieurs d'entre eux sont-ils atteints d'autres infirmités qu'entraîne l'abus de la vie sédentaire. Mais, il faut en convenir, à tous ces inconvénients il est des compensations. La vie intellectuelle convient à certaines natures, et l'on a vu d'illustres savants, après une laborieuse existence, atteindre les limites extrêmes de la vieillesse. On peut citer les noms d'Arago, de Biot, de Thénard, de Thiers, etc., et parmi les vivants, nous en trouverions de brillants exemples qui ont conservé, malgré les années, une vigueur d'esprit peu commune. C'est qu'en effet, parmi les avantages d'une vie consacrée à la culture de l'intelligence, il faut placer, en première ligne, la *longévité intellectuelle* : car il est incontestable que les savants, lorsqu'ils survivent aux inconvénients de la carrière qu'ils ont adoptée, ne subissent point cet affaissement moral qui marque l'existence de la plupart des hommes, lorsqu'ils ont dépassé la cinquantaine, et que, vivant sur un fonds d'idées acquises, incapables d'accepter ou même de comprendre des idées nouvelles, ils ne se guident que par la routine et deviennent des obstacles au progrès.

Toutefois, il faut bien le reconnaître, il existe à cet égard une profonde différence entre les habitudes et la vie d'hommes à la fois intelligents et instruits qui exercent des professions, en apparence identiques

Un ingénieur qui descend dans les mines, qui circule sur les voies ferrées, qui s'occupe des travaux d'art, mène une vie essentiellement différente de celle d'un savant professeur dont la carrière sera couronnée par un siège à l'Institut. Un praticien de campagne, qui emploie sa journée à se fatiguer les jambes n'est point placé dans les mêmes conditions, ne jouit point des mêmes immunités, n'est point exposé aux mêmes maladies que le médecin scientifique, dont le temps est surtout consacré à l'étude et chez qui l'esprit supporte une charge bien plus lourde que le corps.

Il nous paraît inutile de poursuivre plus loin cette démonstration. Contentons-nous d'indiquer d'une façon sommaire les précautions qu'il convient de prendre pour éviter les dangers que peut avoir l'abus des forces intellectuelles.

Il est absolument nécessaire pour ceux que la nature n'a point doués d'une vigueur à toute épreuve de maintenir un certain équilibre entre les diverses fonctions de l'organisme. Il faut donc autant que possible corriger les abus intellectuels par des exercices corporels sagement distribués. On ne saurait assez louer l'usage adopté dans toutes les universités anglaises de mêler les exercices physiques aux travaux de l'esprit.

La natation, la gymnastique, les jeux athlétiques, sont d'excellentes et utiles diversions qui empêchent le cerveau fatigué d'attirer à lui toutes les forces de la vie. Des excursions champêtres, des voyages à pied, peuvent dans une certaine mesure les remplacer, et cette salutaire habitude, depuis si longtemps adoptée en Suisse, tend aujourd'hui à se naturaliser parmi nous. Mais il ne suffit pas de fournir à l'enfant, à l'écolier qui grandit, un exercice utile au développement de ses forces, il faut aussi que l'adulte, fatigué par un travail incessant, trouve également le moyen de se dégourdir les muscles et de stimuler la vie physique trop souvent languissante chez lui. Les voyages, la chasse, l'équitation, sont pour tous ceux qui peuvent en faire usage d'excellents moyens hygiéniques. L'escrime peut rendre de grands services à ceux qui se trouvent dans l'impossibilité de quitter le centre de leurs affaires. Enfin, la gymnastique dans toutes ses formes, et même la marche à pied, sont des dérivatifs utiles pour ceux qui ne peuvent s'en procurer d'autres.

Notons à ce sujet que si l'écolier a besoin de vacances, elles ne sont pas moins nécessaires à l'adulte qui travaille et surtout à l'homme qui vit d'un travail intellectuel. Sous ce rapport, les vacances des tribunaux sont admirablement comprises pour permettre aux magistrats, aux avocats et à tous ceux dont la vie se déroule aux pieds des tribunaux, de prendre un repos nécessaire. La plupart de nos savants, de nos professeurs, jouissent du même privilège et lui doivent en grande partie la conservation de leur santé et la prolongation de leur vie. Seul le médecin, entouré d'exigences impitoyables et pouvant d'autant moins se reposer qu'il est plus fatigué, se voit refuser le privilège que s'attribuent avec raison les autres professions cérébrales ; aussi, combien de nos maîtres n'ont-ils pas succombé aux fatigues vraiment excessives qu'ils avaient cru devoir accepter ! On paraît aujourd'hui comprendre mieux les choses en Angleterre, et les vacances des médecins sont généralement acceptées par le public. Il serait à désirer qu'une certaine analogie vînt à prévaloir en France et que les hommes chargés de veiller à la santé publique ne fussent point placés par la nature même de leur fonction dans l'impossibilité de veiller à leur santé personnelle.

Il arrive souvent que des cerveaux fatigués par un travail trop assidu, par une production trop abondante, demandent à des stimulants artificiels une vigueur qui leur échappe. Le thé, le café, le vin, l'alcool, l'opium même, sont employés tour à tour pour donner aux organes de l'intelligence une vigueur factice et leur permettre de supporter une charge au-dessus de leurs forces. Il est à peine nécessaire de montrer combien de telles pratiques sont funestes, non seulement à la santé générale, mais à l'intelligence elle-même, et s'il est des hommes qui, par une grâce d'état, semblent pouvoir braver impunément toutes les règles de l'hygiène cérébrale, il n'en est pas moins vrai que la plupart d'entre eux finissent tôt ou tard par porter la peine de leur imprudence. En résumé l'hygiène des professions cérébrales pourrait se résumer en un seul mot, la sobriété, sobriété de travail, sobriété d'alimentation, sobriété à tous les points de vue.

VI. — HYGIÈNE DES PROFESSIONS MANUELLES

TRAVAIL DES ENFANTS DANS LES MANUFACTURES

Parmi les causes importantes qui peuvent modifier la santé de l'homme, il faut ranger les *professions.*

Par les conditions générales d'existence qu'elles déterminent, ainsi que par une multitude de causes locales qui en résultent, elles donnent naissance non seulement à un aspect du corps tout spécial, mais encore à des maladies particulières connues et décrites depuis longtemps sous le nom de *maladies des artisans.*

Les industries peuvent nuire aux ouvriers qui les exercent. Les inconvénients qu'elles provoquent peuvent s'étendre au voisinage, et alors elles agissent habituellement de deux façons. Ou bien les établissements industriels donnent des résidus qui altèrent la pureté des cours d'eau, ou bien, ils peuvent vicier l'air par les gaz et les vapeurs qui s'en dégagent. Cette distinction n'est pas, on le conçoit, absolue, et beaucoup d'industries sont incommodes et dangereuses à ces deux points de vue. Je n'en citerai qu'un exemple, les fabriques de produits chimiques.

Les troubles observés chez les ouvriers sont dus surtout : 1° à la pénétration de corps étrangers (poussières, gaz) : 2° à des intoxications (empoisonnements).

Les affections respiratoires que peut provoquer l'inhalation des poussières sont nombreuses.

Une des altérations les plus intéressantes qui succèdent à cette absorption consiste dans la présence même du corps étranger dont les molécules pénètrent le tissu du poumon, en écartant les divers éléments anatomiques qui le constituent. Ces divers corps étrangers sont surtout du charbon, du fer, de la silice et du coton.

Un grand nombre de *masques* ont été conseillés pour empêcher la pénétration des poussières. La simplicité est une des conditions indispensables à la vulgarisation de ces appareils. Le moindre défaut de ces masques avec couches de coton, de ouate, de crin, d'éponge, etc., c'est d'être chauds et lourds. Certains, composés d'une éponge mouillée placée entre deux lames métalliques, et qui en France ont été essayés dans des fabriques de céruse et d'acétate de plomb, ont dû être abandonnés parce qu'ils gênaient les ouvriers qui portaient constamment les mains à leur visage pour soulever le masque et respirer plus librement, et qui, ainsi, n'étaient aucunement préservés de l'empoisonnement par le plomb.

En présence de la grande quantité de masques proposés, ce fait, qu'aucun type ne s'est généralisé, montre que rien n'a été imaginé encore de vraiment commode. Notons aussi que les ouvriers attachent à l'usage des masques un ridicule fâcheux, qu'ils poursuivent de leurs sarcasmes ceux qui s'abritent ainsi contre le danger, taxant leur prudence de poltronnerie. Et pourtant ces masques, quelque simples qu'ils soient, lors même qu'ils consistent en une touffe de chanvre, un morceau de mousseline, une éponge humectée, rendent de très réels services.

Les *appareils clos* peuvent aussi être utiles pour empêcher la pénétration dans l'économie de corps pulvérulents.

Dans une fabrique à Stratford, près de Londres, fabrique qui livre à la consommation plus de six millions d'allumettes par jour, on a pu faire presque complètement disparaître les accidents par l'emploi d'un appareil clos pour le *trempage* des allumettes. Cette opération se fait mécaniquement à l'intérieur d'un châssis vitré pourvu à chaque extrémité d'un orifice d'entrée ou de sortie. Les enfants qui sont chargés de ce travail préparent les allumettes au dehors, dans des cadres qu'ils viennent ensuite présenter à l'orifice d'entrée et qu'on reçoit après le trempage à l'orifice de sortie.

La pénétration du fer dans le poumon donne lieu à une maladie fort curieuse, chez les ouvrières employées dans des fabriques où l'on prépare le papier qui sert à couvrir l'or fin. Le travail consiste à appliquer sur une feuille de papier transparent de la poudre rouge, sèche, très fine, jusqu'à ce que le papier soit absolument imbibé et pénétré. Si les fenêtres sont fermées, les meubles sont bientôt recouverts de poussière rouge. La salive des ouvrières est rouge, et lorsque les ouvrières succombent, on retrouve dans les poumons cette poudre rouge, connue sous le nom de *rouge anglais*.

La cause spéciale qui fait naître parmi les *aiguiseurs* une maladie particulière et véritablement professionnelle, consiste dans l'aspiration des poussières siliceuses que lancent les meules et des particules métalliques qui s'échappent des instruments qu'on émoud. Les mêmes inconvénients se retrouvent pour toutes les catégories d'aiguiseurs, quelle que soit la matière aiguisée ; le degré du danger varie toutefois considérablement, suivant que l'aiguisage est fait à sec ou par la voie humide; ce dernier étant beaucoup moins funeste.

Les maladies produites chez les ouvriers par intoxication (empoisonnement) sont dues à l'absorption, à la pénétration dans l'organisme de molécules étrangères toxiques (plomb, mercure, arsenic, phosphore, etc.).

La pénétration du plomb est tellement fréquente que l'on peut rencontrer cet empoisonnement dans toutes les professions suivantes dont nous donnons ici le tableau :

TRAVAUX PROFESSIONNELS DANS LESQUELS LE PLOMB EST EMPLOYÉ EN NATURE OU SOUS FORME DE PRÉPARATIONS DIVERSES.

Ouvriers employés dans les mines de plomb.
Ouvriers fabriquant les diverses préparations de plomb.
Ouvriers des fabriques de plomb de chasse.
Etameurs.
Fondeurs de caractères.
Imprimeurs.
Lapidaires.
Tailleurs et polisseurs de cristaux.
Ouvriers des manufactures de glaces.
Potiers de terre.
Faïenciers.
Porcelainiers.
Verriers.
Vitriers.
Fabricants de poterie d'étain.
— d'émaux de toute nature.
Ouvriers travaillant à la contre-oxydation du fer.
Fabricants de verre mousseline.
Doreurs sur bois et sur laque.
Teinturiers employant le sucre de plomb.
Ouvriers préparant certains vernis (noir d'imprimerie).
Peintres en bâtiments.
— en voitures.
— de décors, lettres et attributs.
— sur porcelaine.
Peintres et vernisseurs sur métaux.
Broyeurs de couleurs.
Fabricants de papiers peints.
Fabricants de cartes d'Allemagne.
— de cartes glacées.
Dessinateurs en broderie.
Ouvrières en dentelles.
— en soie.
Couturières.
Ouvriers travaillant l'alpaga anglais.
Ouvriers travaillant aux boîtes de conserves de la marine.
Chauffeurs et mécaniciens.
Ouvriers travaillant aux métiers à la Jacquart.
Fabricants de bâches.
Cardeurs de crins.
Tisseuses de coton.
Dévideuses de laine colorée en orange.
Pharmaciens.
Gantiers.
Parfumeurs.
Fabricants de cosmétiques.
Ceinturonniers.
Affineurs.
Marteleurs de plomb.
Fondeurs de plomb.
Fabricants de soldats de plomb.
Fondeurs de cuivre.
Fondeurs de bronze.
Ferblantiers.
Bijoutiers, joailliers, orfèvres.
Polisseurs de camées.
Polisseurs de caractères d'imprimerie.

Ce danger est si répandu qu'on doit combattre le plomb partout où il se présente, en essayant de substituer au plomb un autre corps dans les professions où il est encore employé. Nous en citerons un exemple : les ouvriers *potiers*, *faïenciers*, *porcelainiers*, étaient exposés à l'intoxication saturnine dans le *vernissage* et l'*émaillage* des poteries. En effet l'émail brun que l'on place à l'extérieur de certaines poteries renfermait du plomb.

Un perfectionnement absolu a été obtenu par la substitution de la chaux à l'oxyde de plomb. Après avoir recouvert les poteries communes d'un vernis semblable au cristal, on doit les enduire aujourd'hui d'un vernis analogue au verre ordinaire.

Parmi les professions manuelles, en dehors de celles qui touchent à l'industrie proprement dite, il en est qui sont plus particulièrement réservées aux

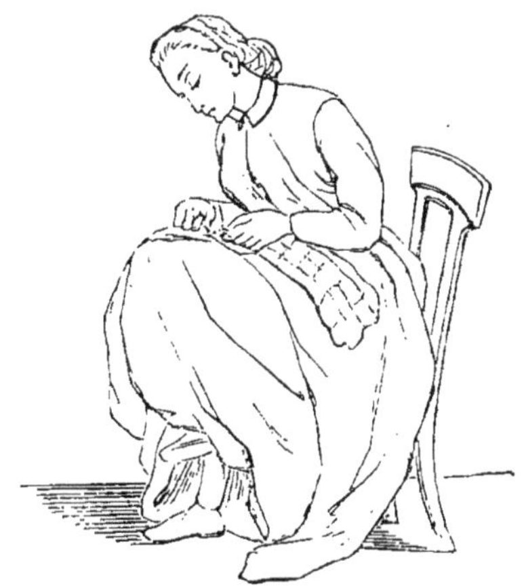

Fig. 19. — Mauvaise attitude des couturières en général (Mathias Roth).

femmes, telles que la couture, la tapisserie, le repassage, la garde des enfants. On sait les dangers particuliers que fait courir l'usage, trop prolongé et pas

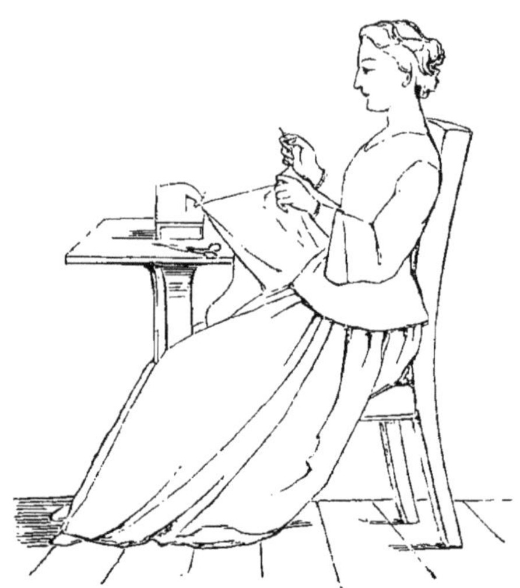

Fig. 20. — Attitude normale des couturières (Mathias Roth).

assez interrompu par des intervalles de repos, de

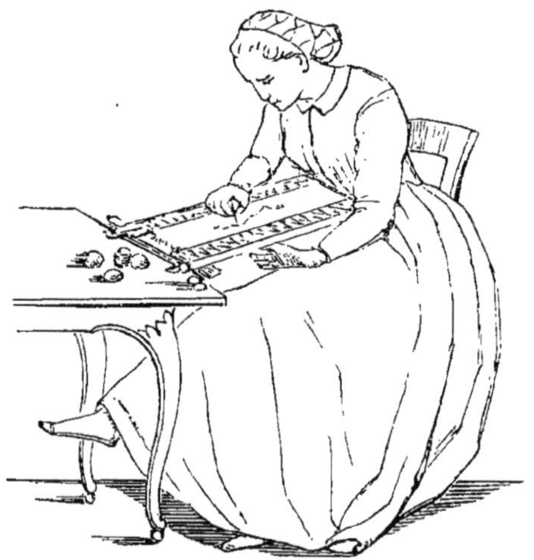

Fig. 21. — Mauvaise attitude des ouvrières au métier (Mathias Roth).

machines à coudre ; mais même pour les ouvrières

qui travaillent l'aiguille à la main, il est important de noter que d'ordinaire elles prennent alors une attitude des plus fâcheuses. M. le docteur Mathias Roth (de Londres) a appelé l'attention à ce sujet; dans la figure ci-dessus (fig. 19) il montre comment ces ouvrières plient le corps en deux, penchant le corps en avant et repliant une jambe l'une par-dessus l'autre; les organes digestifs comprimés ne

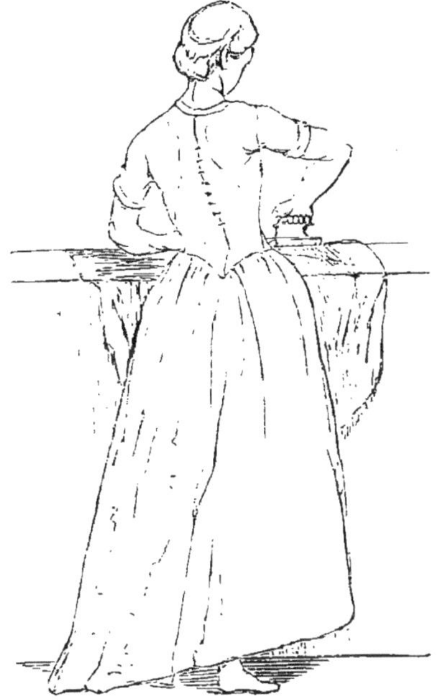

Fig. 22. — Mauvaise attitude des repasseuses, en raison de la hauteur des tables (Mathias Roth).

fonctionnent plus alors avec régularité, sans compter les troubles apportés à la circulation et les déviations de la colonne vertébrale.

Par opposition, la figure 20 indique l'attitude normale que devraient prendre les couturières.

Il en est de même pour les ouvrages au métier; le plus souvent, les femmes appliquent celui-ci sur la partie antérieure de la poitrine (fig. 21); il serait plus avantageux de ne se servir que de métiers montés sur pieds.

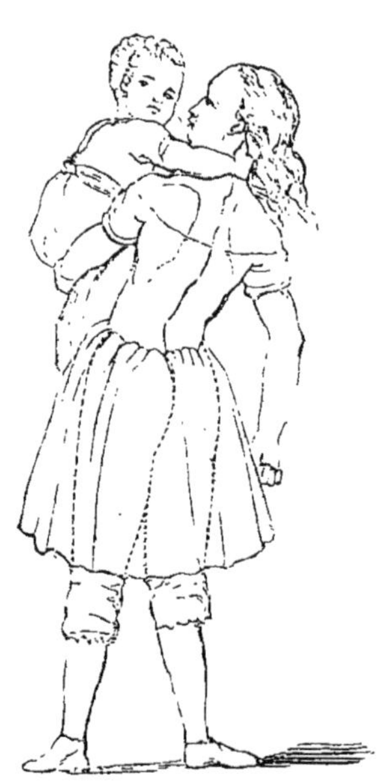

Fig. 23. — Mauvaise attitude des bonnes d'enfants.

Signalons aussi les judicieuses remarques de M. Mathias Roth sur les inconvénients du repassage sur des tables trop élevées (fig. 22) et aussi sur la mauvaise habitude de faire porter les enfants par des fillettes de 8 à 15 ans dont la colonne vertébrale ne peut résister au poids de l'enfant sur le bras ; cela est dangereux tant pour l'enfant que pour la jeune fille qui le porte, comme le montre la figure 23. Ajoutons que ces diverses figures dues à M. Mathias Roth ne sauraient trop être placées sous les yeux des maîtresses et des élèves; il faut féliciter à cet égard M. le maire de la ville de Gênes de les avoir fait reproduire sur les murs des écoles de cette cité.

TRAVAIL DES ENFANTS DANS LES MANUFACTURES.

S'il est juste de protéger l'ouvrier libre de ses actions, il est plus nécessaire encore de protéger les enfants qui aident les adultes dans les travaux industriels. C'est un grand mal pour l'avenir de l'enfant que les entraves à son développement physique, que l'habitude de l'ignorance et la possibilité de se passer d'instruction. Aussi l'État est intervenu pour protéger cet enfant que les conditions du travail moderne introduisent dans les ateliers et dans les fabriques. La législation fixe l'âge d'admission, la durée du travail, le travail de nuit et des dimanches, et s'occupe de l'instruction de l'enfant, de sa salubrité et de sa sécurité.

Nous vivons en France sous le régime de la loi de 1874 qui est plus large que celle de 1841, la première faite sur la matière.

La loi de 1874 n'autorise pas le travail de l'enfant avant 12 ans ; elle ne permet que 12 heures de travail divisées par un repos ; elle interdit jusqu'à 16 ans aux garçons, jusqu'à 21 ans aux filles, le travail du dimanche. Elle interdit le travail des mines aux jeunes filles et même aux femmes.

Toutefois, ce qui est fâcheux, elle autorise dans certaines industries le travail des enfants à partir de 10 ans. Enfin, elle établit un service d'inspection.

De récents décrets (9 novembre 1882) viennent d'augmenter le nombre des industries où le travail des enfants et des filles mineures est interdit ; ils défendent leur emploi avant l'âge de 16 ans pour les premiers, et de 18 ans pour les seconds, comme producteurs de force motrice au tissage par les métiers dits à la main, ainsi que le travail des filles mineures au triage ou au délissage des chiffons dans les ateliers reconnus insuffisamment aérés ou ventilés. De même il est interdit d'employer les garçons de 12 à 14 ans et les filles de 12 à 16 ans à traîner des fardeaux sur la voie publique; les garçons et les filles au-dessus de 12 ans peuvent traîner des fardeaux

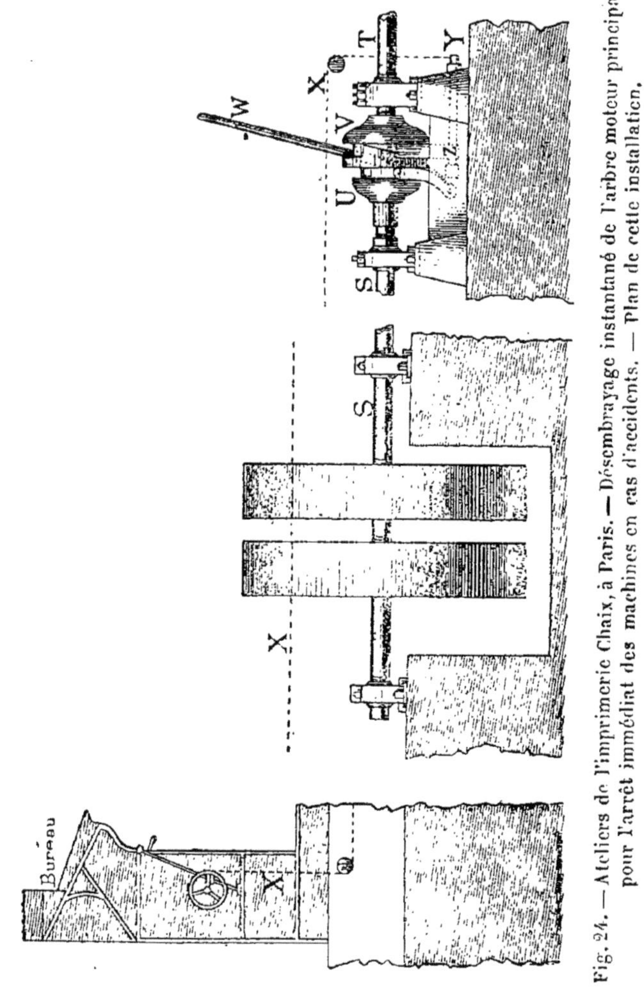

Fig. 24. — Ateliers de l'imprimerie Chaix, à Paris. — Désembrayage instantané de l'arbre moteur principal pour l'arrêt immédiat des machines en cas d'accidents. — Plan de cette installation.

dans l'intérieur des manufactures, usines, ateliers et chantiers, à la condition que le traînage sera effectué sur un terrain horizontal et que la charge ne dépassera pas 100 kilos, véhicule compris. Les garçons seuls de 14 à 16 ans seront autorisés à traîner des

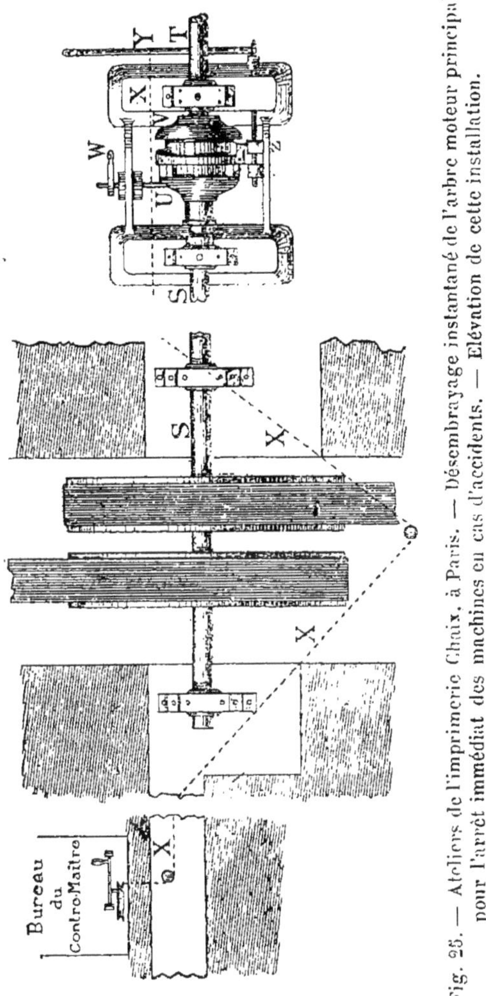

Fig. 25. — Ateliers de l'imprimerie Chaix, à Paris. — Désembrayage instantané de l'arbre moteur principal pour l'arrêt immédiat des machines en cas d'accidents. — Élévation de cette installation.

fardeaux sur la voie publique, à condition que la charge ne dépassera pas 100 kilos, véhicule compris; enfin, les couvreurs et les plombiers ne peuvent employer des enfants à des travaux qui sont effectués sur les toits.

Dans certaines industries, où l'on emploie beaucoup d'enfants, notamment dans l'imprimerie, on se préoccupe depuis quelque temps d'obvier aux accidents si fréquemment produits par les machines; dans ce but, tous les engrenages sont recouverts, tous les angles garantis, et l'arbre moteur principal des machines correspond avec le bureau du contremaître, de telle sorte que celui-ci puisse au premier signal arrêter leur action. Les figures 24 et 25 que nous empruntons à l'ouvrage de MM. Napias et A.-J. Martin montrent cette installation à l'imprimerie Chaix, à Paris.

VII. — DE L'AIR

Si le père de la physiologie moderne a défini la vie : une lutte perpétuelle contre les milieux qui nous entourent, nous ne saurions accepter aujourd'hui ce point de vue essentiellement erroné. Non, les milieux dans lesquels nous sommes plongés ne sont pas des adversaires contre lesquels nous luttons, ainsi que le voulait Bichat ; ce sont, au contraire, les soutiens indispensables de la vie, sans lesquels nous ne pourrions exister une minute.

C'est surtout de l'*air atmosphérique* qu'il est juste de dire qu'il est l'aliment de la vie, le premier, le plus indispensable de tous les aliments. Et cela est vrai, non seulement de l'oxygène qu'il renferme, mais de tous les éléments qui le composent à l'état normal. Toute variation, tout changement dans sa composition, lorsqu'ils dépassent certaines limites, deviennent une cause de mort. L'oxygène en excès devient lui-même un poison, comme l'ont si bien démontré les travaux remarquables de M. P. Bert.

L'air atmosphérique réagit sur l'économie aussi bien par ses propriétés physiques que par sa composition chimique. En effet, s'il fournit au sang, milieu intérieur, une partie importante des éléments de rénovation de nos tissus, s'il est indispensable, à l'accomplissement des combinaisons et des dédoublements qui s'accomplissent dans l'intimité de l'économie, il imprime aussi à nos fonctions des modalités différentes, suivant qu'il est plus chaud ou plus froid, plus dense ou plus raréfié.

Nous aurons donc à envisager l'air atmosphérique et son action sur l'organisme au double point de vue de ses propriétés physiques et de sa composition.

1. — DE L'AIR CONSIDÉRÉ AU POINT DE VUE DE SES PROPRIÉTÉS PHYSIQUES

A. *Pression atmosphérique.* — L'air qui nous entoure, est retenu à la surface du globe par la pesanteur et entraîné avec lui dans ses révolutions. Bien que les calculs qui ont été faits pour évaluer la hauteur de l'atmosphère soient sujets à contestation, on est généralement d'accord pour admettre que cette hauteur est d'environ 60,000 mètres. On sait, depuis les expériences célèbres de Torricelli (fig. 26) et de Pascal, que la pression atmosphérique équivaut, en moyenne, à une colonne de mercure de 76 centimètres. Cette pression se modifie d'ailleurs avec les lieux suivant différentes conditions, et elle entre comme un élément important dans la détermination des *climats*.

En admettant comme chiffre moyen de la pression barométrique 76 centimètres, on peut évaluer à 20,000 kilogrammes environ la pression que supporte

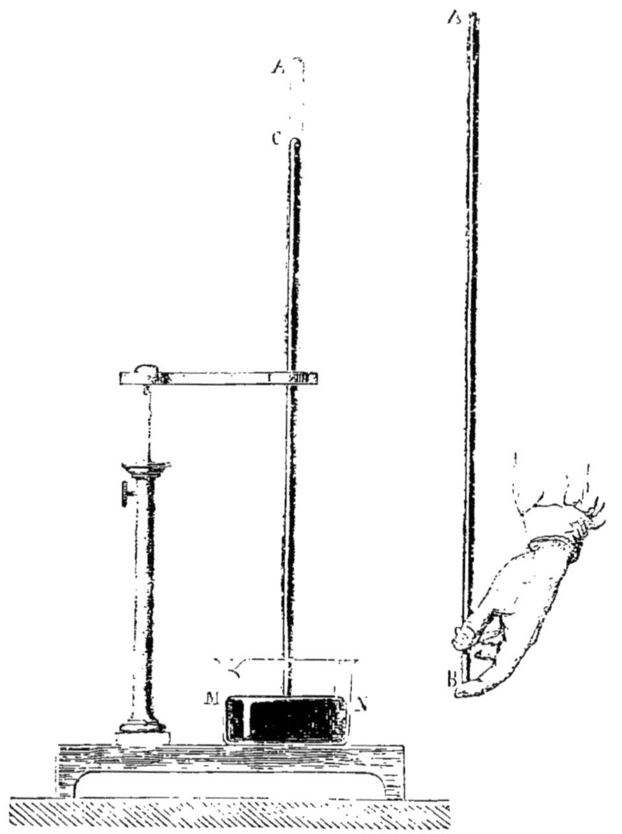

Fig. 26. — Baromètre, expérience de Torricelli montrant que la pression atmosphérique fait équilibre à une colonne de mercure MC de 0m,76. de hauteur en moyenne.

le corps de l'homme. Cette pression également répartie dans tous les sens fait équilibre à celle qu'exercent de dedans en dehors les gaz et les liquides de l'économie. On conçoit donc que l'intégrité dans la distribution, comme aussi à un certain degré, dans la composition de ces derniers, sera étroitement liée au maintien de la pression atmosphérique au taux normal.

Quand l'organisme est soumis à des pressions qui descendent sensiblement au-dessous de la normale, on observe les effets suivants : les mouvements s'exé-

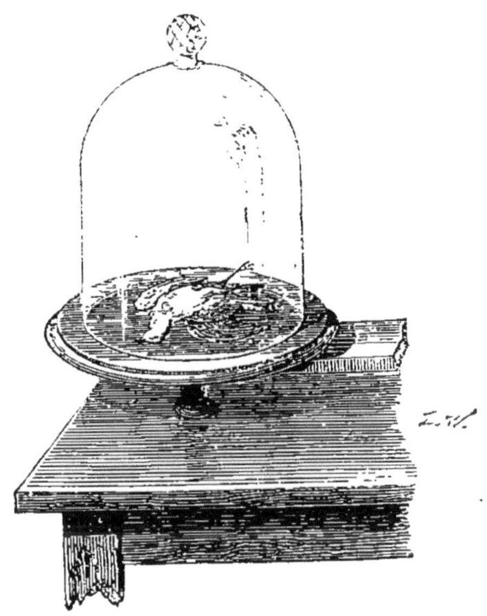

Fig. 27. — Oiseau mourant d'asphyxie dans le vide fait par la machine pneumatique.

cutent avec plus de difficulté, l'anhélation et la fatigue se produisent plus facilement ; le pouls devient plus fréquent, d'autant plus fréquent que la pression barométrique baisse davantage, la respiration enfin s'accélère ; on peut même voir se produire des hémorragies par la muqueuse respiratoire, si la diminution de la pression est très grande ; l'asphyxie survient, on le sait, dans le vide (fig. 27). Tous ces phénomènes, qui sont le résultat de la diminution brusque de la pression, s'observent surtout dans les ascensions et constituent ce qu'on appelle le *mal des montagnes*.

Lorsque les individus habitent les lieux où l'air est habituellement raréfié, les hautes montagnes par exemple, on n'observe plus les symptômes que nous venons de signaler, et qui sont dus au passage brusque d'une atmosphère à pression normale dans une atmosphère à pression moindre. Mais l'organisme s'adapte, en quelque sorte, aux conditions spéciales du milieu dans lequel il doit fonctionner : de là dans la constitution, les habitudes, dans le mode des différentes fonctions physiologiques des différences bien nettes. Les habitants des hautes montagnes, comme ceux des plateaux de l'Anahuac, obligés de respirer un air moins dense, par conséquent à volume égal moins chargé d'oxygène, condamnés, d'autre part, à gravir des pentes rapides, à exercer un travail musculaire assez considérable, et obligés d'absorber pour suffire à ce travail une grande quantité d'oxygène, ont la poitrine plus large, très ample, avec une taille peu élevée ; la respiration est plus fréquente, la circulation plus active, comme pour amener plus fréquemment le sang au contact de l'air dans l'intérieur des poumons. Il y a là une sorte de fonctionnement tout spécial des organes respiratoire et circulatoire tenant à la conformation particulière du thorax et à une habitude transmise par hérédité chez les indigènes, ce qui explique la difficulté que les Européens ont à s'acclimater, ne pouvant du jour au lendemain adapter le fonctionnement de leur organisme aux conditions nouvelles dans lesquelles ils se trouvent placés.

Activité plus grande de la respiration et de la circulation ; si telles sont les conditions qui résultent de la diminution de la pression atmosphérique, on comprendra que les régions, où cette pression est peu élevée, ne sauraient convenir aux malades atteints d'affections confirmées des voies respiratoires ou du cœur. En revanche, les tempéraments lymphatiques, les individus à constitution faible, sans prédisposi-

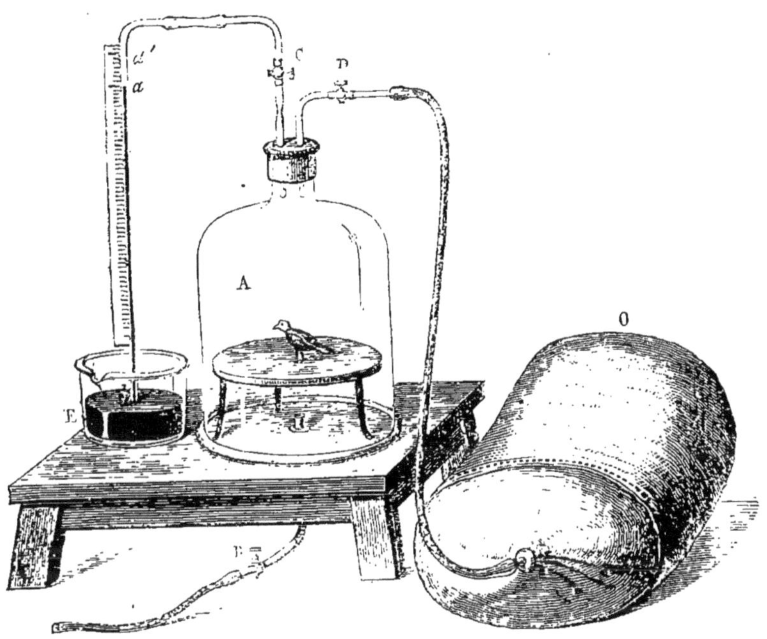

Fig. 28. — Oiseau dans un air de plus en plus oxygéné. A, cloche communiquant avec la machine pneumatique.

tion marquée, toutefois, aux affections cardiaques ou pulmonaires, peuvent tirer un grand avantage du séjour dans les lieux secs et élevés ou dans certains de ces appareils en usage aujourd'hui dans nos climats d'altitude peu élevée, dans ces chambres à air où l'on peut faire varier la pression (fig. 29).

Les effets que produit sur l'organisme l'augmentation de la pression atmosphérique ont été bien étudiés, surtout dans ces dernières années, et

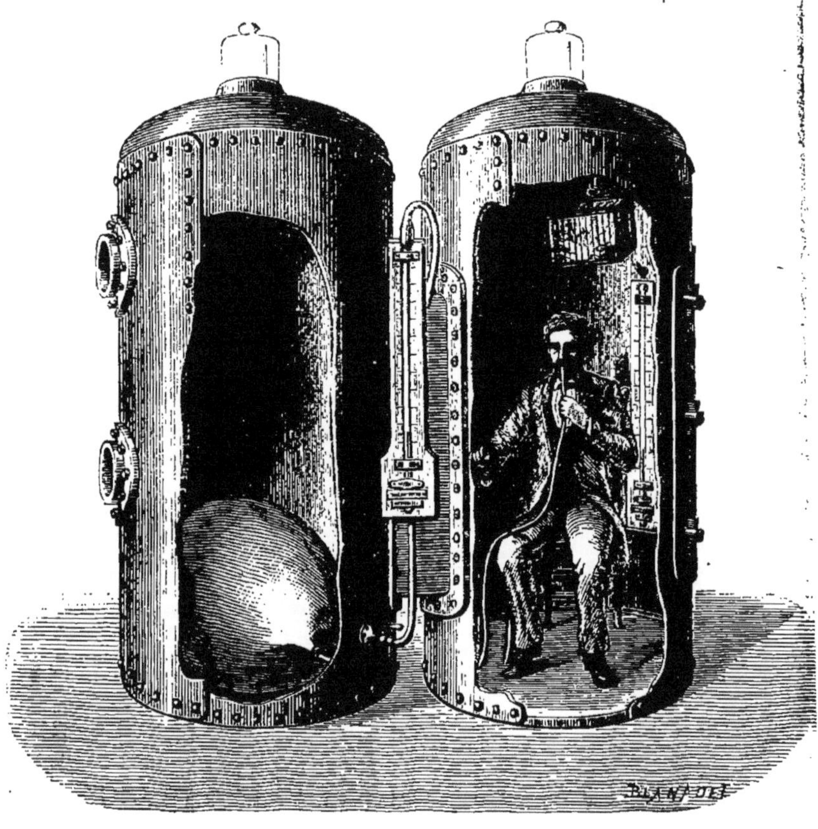

Fig. 29. — Respiration d'un air suroxygéné, dilaté par la diminution de pression.

les expériences de M. P. Bert ont jeté un grand jour sur la question; c'est ainsi qu'il a montré qu'en dilatant de plus en plus l'atmosphère d'une cloche où est placé un oiseau (fig. 28) à l'aide de la décompression graduée de cette atmosphère, on peut en introduisant en même temps de plus en plus d'oxygène permettre à celui-ci de pénétrer dans le sang et par suite dans les tissus en quantité suffisante pour entretenir les combustions vitales à leur degré d'énergie normale. M. P. Bert a répété ces expériences sur lui-même dans l'appareil reproduit figure 29.

La compression rend l'air plus chaud, plus hygrométrique, plus comburant. Dès qu'on pénètre dans une cloche à air comprimé on éprouve, au niveau des oreilles, une sensation plus ou moins pénible, quelquefois des douleurs excessivement vives, accompagnées de tintements aigus. Ces phénomènes s'expliquent par la distension que subit la membrane du tympan, par suite de la brusque rupture de l'équilibre entre la pression de l'air contenu dans l'oreille moyenne et celui du conduit auditif externe. Ces sensations pénibles ne durent d'ailleurs qu'un instant et, dès que l'équilibre est rétabli, elles disparaissent. Les ouvriers qui pénètrent journellement dans les tubes à air comprimé, par exemple, pour faire les fondations des piles de pont, suivant l'application qu'en a le premier faite M. Triger (fig. 30), s'y habituent à la longue, et bientôt ces sensations douloureuses cessent d'être perçues. Cependant on a maintes fois signalé chez ces ouvriers des surdités temporaires ou même permanentes.

Lorsque la pression augmente de une ou deux atmosphères seulement, les respirations deviennent moins fréquentes, plus profondes ; la circulation se ralentit, la peau de la face pâlit, les mouvements musculaires sont moins faciles. Des accidents graves peuvent survenir lorsque la pression atteint un degré

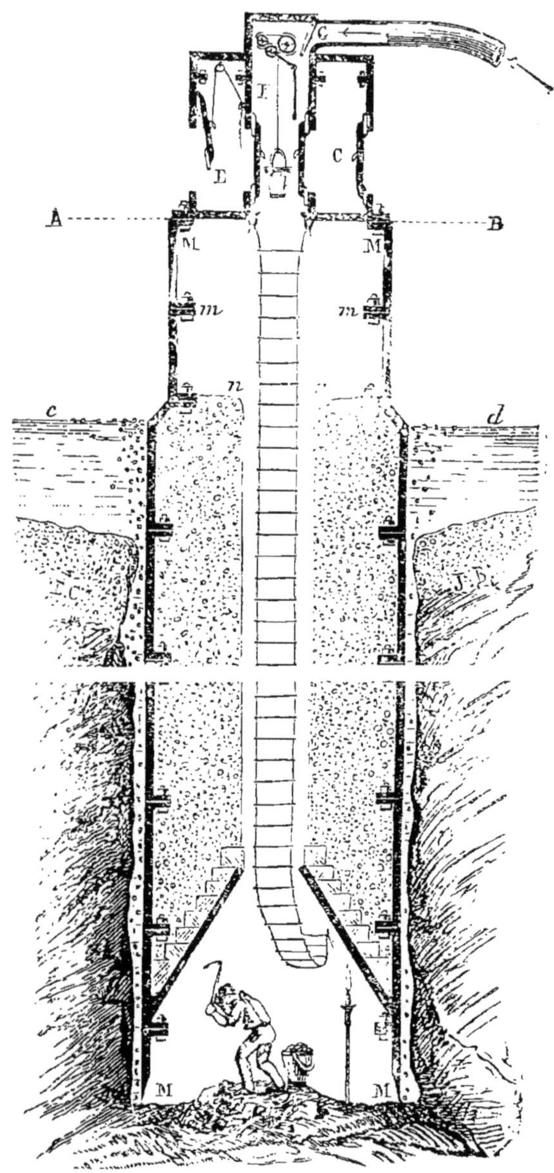

Fig. 30. — Schéma représentant le fonçage d'une pile de pont par les tubes à air comprimé (d'après la thèse de M. Foley).

élevé, cinq atmosphères par exemple, et dans ce cas ils se produisent non pendant que le sujet est soumis à l'influence de la pression, mais au moment de la décompression. Chez les ouvriers qui travaillent dans les tubes, on peut observer des douleurs musculaires ou articulaires parfois intenses, des congestions cérébrales, des hémorrhagies, qui sont dues au passage rapide d'une atmosphère plus dense dans une atmosphère moins dense. La décompression brusque peut amener la mort.

Si la pression augmente jusqu'à vingt atmosphères, la mort arrive avec des convulsions.

Les bains d'air comprimé ont été préconisés dans ces dernières années contre un grand nombre d'affections, surtout contre les affections des poumons ; bien que leurs bons effets aient peut-être été systématiquement exagérés, ils n'en doivent pas moins être considérés comme une précieuse réssource, grâce à la propriété qu'ils possèdent, de faciliter l'hématose et les fonctions respiratoires.

B. *Température de l'atmosphère.* — La température de l'atmosphère est soumise à des influences nombreuses qui la modifient dans des limites étendues. L'air s'échauffant aux dépens de la terre, sa température est d'autant plus élevée que les rayons solaires tombent à la surface de notre sol, sous une incidence moins oblique. Voici pourquoi les régions équatoriales sont beaucoup plus chaudes que les régions polaires, les premières recevant les rayons du soleil à peu près verticalement, tandis que les secondes les reçoivent au contraire très obliquement. De même, en hiver, les rayons solaires arrivant sous une incidence plus oblique, la température baisse, bien que la terre soit plus rapprochée du soleil qu'en été. D'autre part, les couches de l'atmosphère empruntant directement à la surface du globe leur calorique, elles seront d'autant moins chaudes qu'elles seront plus élevées, c'est-à-dire plus distantes du sol. Les modifications de la température sont donc soumises à l'influence de ces trois éléments principaux : la latitude, les saisons, l'altitude. Les écarts entre les températures maxima et les températures minima peuvent être d'ailleurs considérables. On a cité une température observée à l'ombre de + 47°,4 à Esne dans la Haute-Égypte ; la température de — 56°,7 a été constatée par le capitaine Back, dans l'Amérique du Nord. A Paris le maximum de température s'est élevé à 38°,4 le 8 juillet 1793, et le minimum est tombé à — 23°,6 le 26 décembre 1778. Nous avons subi à Paris, en décembre 1879, des froids aussi rigoureux. A l'observatoire de Montsouris, le thermomètre s'est abaissé à — 24°, 5.

Ces modifications dans la température de l'atmosphère ont sur l'organisme de grandes influences. L'homme, comme tous les animaux à sang chaud, possède, on le sait, la propriété de maintenir sa température intérieure à un chiffre qui est sensiblement toujours le même, 37° à 37°,5 (température axillaire). Pourvu d'un système nerveux qui, comme l'a montré Cl. Bernard, joue le rôle de régulateur, notre organisme réagit contre les températures trop élevées ou contre les températures trop basses, soit en fabriquant plus ou moins de chaleur, soit en en consommant davantage.

Lorsque l'organisme est exposé à la chaleur, la circulation s'accélère, le pouls bat plus vite, la peau se couvre d'une sueur abondante, la respiration devient plus fréquente et l'exhalation pulmonaire plus active ; grâce à cette perspiration cutanée et pulmonaire, l'équilibre de la température, que la chaleur extérieure tendait à rompre, est rétabli. Aussi dans les pays les plus chauds, la température intérieure de l'homme ne s'élève-t-elle que dans une proportion restreinte. J. Davy a observé que la température des habitants de l'île de Ceylan dépassait à peine de 1 degré celle des habitants des régions tempérées. La température des matelots, prise après le passage de la ligne, a été trouvée supérieure de 1°,1 à ce qu'elle était au moment du départ. Sous l'influence des températures élevées, les mouvements volontaires sont moins énergiques, le système nerveux est plus excitable, et les statistiques ont établi que les crimes et les suicides étaient plus fréquents en été qu'en hiver.

La chaleur est plus difficilement supportée dans une atmosphère humide que dans un air sec. C'est qu'en effet, dans ces conditions nouvelles, la sécrétion de la peau et l'exhalation pulmonaire, qui tendent, par leur exagération, à rétablir l'équilibre, sont entravées ou même empêchées. M. Delaroche n'a pu supporter que dix minutes un bain de vapeur porté de 37° à 51°. Les expériences ont d'ailleurs démontré que la température du corps n'est susceptible de s'élever que de peu de degrés. A 45 degrés, la mort arrive infailliblement.

Lorsque l'organisme est exposé à une basse température, l'hématose devient plus active, la quantité de chaleur produite est plus considérable et ainsi est rétabli l'équilibre. L'homme, d'ailleurs, ne peut résister aux températures basses qu'à la condition de se couvrir de vêtements, de se ménager des abris, de faire usage d'aliments appropriés aux circonstances, d'exécuter des mouvements suffisants, enfin d'être doué d'une certaine énergie morale et d'une bonne constitution. La température du corps peut descendre assez loin au-dessous de la normale, sans que la mort s'en suive fatalement. Currie admet que le terme de 25 degrés est déjà menaçant pour la santé, et qu'au-dessous de 25 degrés, la mort serait inévitable si l'on n'était promptement soustrait à l'influence réfrigérante et réchauffé énergiquement.

2. — L'AIR CONSIDÉRÉ AU POINT DE VUE DE SA COMPOSITION CHIMIQUE

On sait que l'air est un mélange d'oxygène et d'azote dans la proportion de 21 volumes du premier pour 79 du second.

La composition de l'air atmosphérique ne peut pas être considérée comme constante. Nous ajouterons que la proportion d'oxygène peut varier dans des limites assez étendues. D'après Morren, l'air recueilli à la surface des flaques d'eau, recouvertes d'une végétation abondante, peut contenir 23,67 d'oxygène pour 100. Cette énorme augmentation est évidemment due à la décomposition de l'acide carbonique par les végétaux. D'autre part, les recherches de Moyle et de Leblanc ont démontré que l'air des mines peut souvent contenir une quantité d'oxygène très inférieure à la moyenne. D'après Théodore de Saussure, l'air des montagnes contient un peu plus d'acide carbonique que celui de la plaine.

L'air contient aussi de la vapeur d'eau, 5 à 16 millièmes, et de l'acide carbonique, de 3 à 6 dix-millièmes. Il renferme, en outre, de l'ammoniaque, de l'acide nitrique, des nitrites et des nitrates, des poussières inorganiques, des sels, des traces d'iode, de l'ozone, enfin, des corps organiques et même des êtres organisés, qui jouent un très grand rôle au point de vue de l'hygiène.

L'une des premières questions qui s'imposent à l'attention de l'hygiéniste, est celle de la quantité d'air nécessaire pour l'entretien de la vie chez un adulte en bonne santé. On admet généralement qu'un homme adulte absorbe par heure de 19 à 25 litres d'oxygène et qu'il exhale de 15 à 20 litres d'acide carbonique. Il fait pénétrer dans ses poumons 10,000 litres d'air par jour, soit, par conséquent, 417 litres litres par heure. Il faut donc qu'une chambre dans laquelle l'air n'est point renouvelé pendant la nuit, c'est-à-dire environ huit heures, ait un cubage d'au moins 30 mètres par tête. Il n'est point impossible de vivre dans des conditions inférieures ; mais il y a toujours là un danger pour la santé, car il est démontré que l'acide carbonique, à la dose d'un septmillième, produit déjà des effets toxiques appréciables. Au reste la ventilation, l'aération et les autres moyens de renouveler l'air atténuent dans une certaine mesure les inconvénients des appartements trop étroits.

De l'air confiné. — Lorsqu'un certain nombre d'individus respirent dans une atmosphère qui ne se renouvelle pas, ou se renouvelle mal, en vertu des échanges incessants qui s'opèrent entre le sang et cette atmosphère, la proportion relative des éléments constitutifs de l'air se modifie. Ces changements qui se produisent dans la composition de l'air, par suite de la respiration dans une atmosphère confinée, sont multiples. Il y a d'abord diminution d'oxygène. La proportion normale, de 21 p. 100, peut tomber à 18 ou 19 et même au-dessous. Ensuite, et c'est là la plus importante des modifications qui se produisent, il y a présence en excès d'acide carbonique. D'après Andral et Gavarret, l'exhalation pulmonaire fournit par heure. 9 litres d'acide carbonique chez l'enfant de 8 ans ; 12 litres chez la femme adulte, et 20 litres chez l'homme. En même temps, il est démontré que la peau exhale une quantité encore mal déterminée de ce gaz.

On comprend donc que la respiration empoisonne rapidement l'atmosphère, et fait augmenter le chiffre d'acide carbonique dans une proportion fort considérable.

Mais l'acide carbonique n'est pas le seul élément que dégage la respiration, ainsi que la transpiration cutanée. Un adulte bien portant fournit par ces deux émonctoires, dans les 24 heures, une quantité d'eau qu'on peut évaluer de 750 à 1200 grammes. En même temps, une dose plus ou moins considérable de matières organiques s'échappe dans l'air. Elles se composent principalement de débris épidermiques et de graisse, ainsi que d'une substance particulière qui s'échappe des poumons et de la bouche.

L'odeur pénétrante et fétide de cette substance est ce qui constitue surtout l'*odeur de renfermé ;* elle devient perceptible lorsque la proportion d'acide carbonique s'élève à 0,7 pour 1.000, et devient très forte lorsque cette proportion s'élève à un millième.

Telles sont les altérations que produit dans l'atmosphère l'accumulation d'un certain nombre d'individus dans un espace confiné, ou d'un seul individu dans un espace trop étroit.

Les conséquences du séjour dans l'air confiné sont variables. Il faut ici distinguer deux cas : 1° l'air peut être subitement vicié, par suite de l'accumulation fortuite d'un grand nombre d'individus dans un espace trop étroit : les accidents sont alors immédiats; 2° au contraire, l'air confiné peut agir lentement sur l'organisme, le détériorer, le prédisposer aux affections chroniques, chez les individus qui, vivant dans de mauvaises conditions hygiéniques, respirent habituellement un air impur.

Dans le premier cas, voici ce qu'on observe : l'expérimentation a appris que lorsqu'on place un animal sous une cloche où le renouvellement de l'oxygène est impossible, tant que la proportion d'oxygène de l'air confiné ne tombe pas au-dessous de 15 p. 100, la respiration reste normale; à 7,5 p. 100 les respirations sont très fréquentes, à 4,5 p. 100 la respiration est très difficile, et à 3 p. 100 l'asphyxie est imminente. En outre Cl. Bernard a montré que, quand la viciation de l'air est graduelle, l'organisme acquiert une certaine tolérance et peut continuer à fonctionner dans un milieu qui tuerait immédiatement un autre organisme subitement introduit. En faisant pénétrer sous une cloche, où respire depuis deux ou trois heures un oiseau, un second oiseau, ce dernier est pris subitement de convulsions et tombe foudroyé, tandis que le premier continue à vivre. Les résultats de l'expérimentation contribuent à éclairer les faits observés chez l'homme.

On admet généralement deux degrés dans les accidents produits par l'air confiné : à un premier degré, on observe simplement du malaise, de la céphalalgie, des vertiges ; la respiration est gênée ; il y a des nausées, parfois des syncopes. Ce sont là les signes d'une asphyxie commençante. A un degré plus avancé, on observe des sueurs abondantes, une soif vive, des douleurs thoraciques, de la dyspnée, parfois du délire et bientôt la mort. C'est ce qu'on observa dans plusieurs faits bien connus d'asphyxie.

Aux Indes, 146 prisonniers anglais, renfermés dans un lieu clos de 20 pieds carrés, succombèrent pour la plupart, après avoir présenté une soif vive, de la suffocation, un besoin d'air si pressant qu'ils se battirent pour s'approcher des soupiraux. Au bout de huit jours, 23 seulement restaient vivants. Rappelons encore qu'après la bataille d'Austerlitz, 300 prisonniers autrichiens ayant été enfermés dans une cave, 260 succombèrent d'asphyxie en peu de temps. Enfin dans le fait fameux des assises d'Oxford, juges, spectateurs, accusés, furent frappés d'asphyxie mortelle.

Chez les individus qui vivent habituellement dans une atmosphère insuffisante, on observe des accidents d'un autre ordre que ceux que nous venons de signaler, et qui, pour n'être pas foudroyants, n'en sont pas moins redoutables. La santé de l'homme, comme celle des animaux, s'altère promptement dans un milieu insuffisamment aéré, et des faits nombreux nous en fournissent la preuve.

On ne sera donc pas étonné de voir la phthisie pulmonaire exercer ses ravages, surtout chez les individus qui habitent des locaux trop étroits, chez les soldats casernés dans des baraquements insuffisants, chez des ouvriers qui travaillent dans de petits ateliers, chez les classes pauvres, enfin, dont les habitations n'offrent qu'un espace très insuffisant.

VIII. — IMPURETÉS DE L'AIR

POUSSIÈRES, SUBSTANCES GAZEUSES, MIASMES

L'atmosphère peut être viciée : 1° par des matières suspendues, par des poussières minérales, végétales ou animales ; 2° par des gaz ; 3° enfin par des miasmes dont la nature est ignorée et dont on ne connaît que les effets et certaines des conditions de diffusion.

a. Poussières. — Un rayon lumineux est invisible

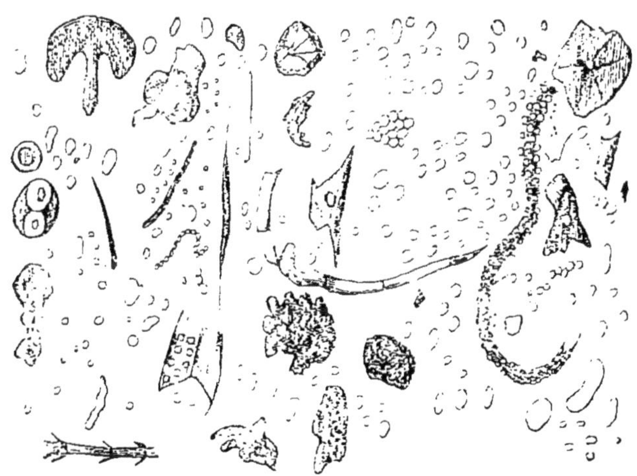

Fig. 31. — Poussières contenues dans la neige ramassée au pôle sur le massif du mont Blanc, le 24 février 1878 (Yung).

dans le vide absolu ; il en est de même dans un gaz

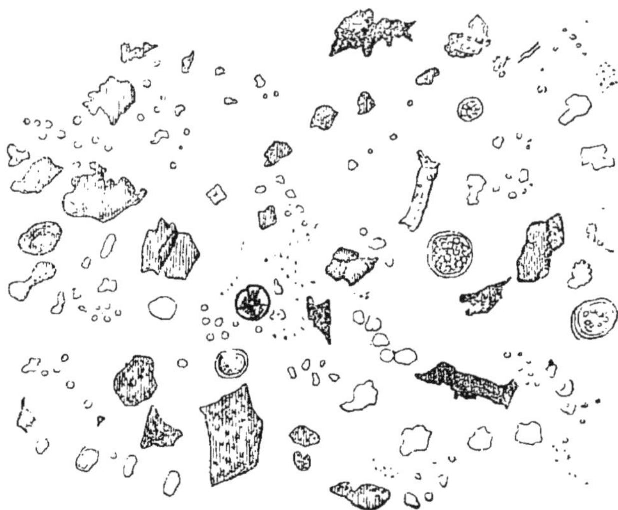

Fig. 32. — Poussières recueillies dans l'air, le 18 mars 1878 (Yung).

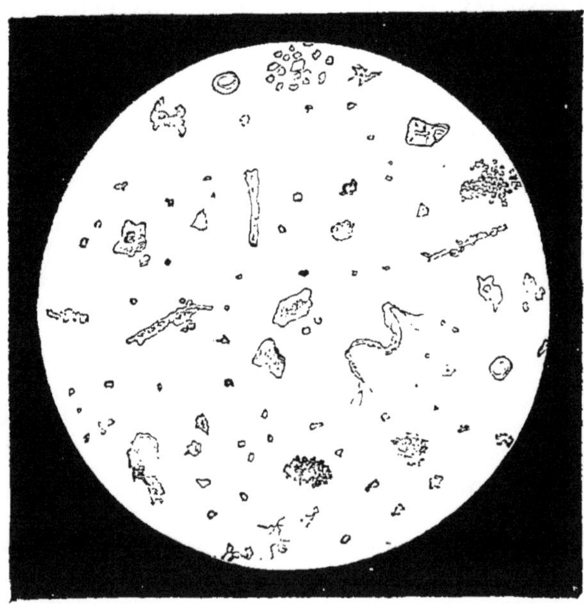

Fig. 33. — Goutte d'eau de neige vue au microscope, 500/1 (G. Tissandier).

pur. Le rayon lumineux devient visible dans l'atmosphère au contact des poussières organiques et inorganiques de l'air. Ces poussières sont presque entièrement combustibles. Leur nature et leur quantité varient, suivant qu'on analyse l'air extérieur ou celui

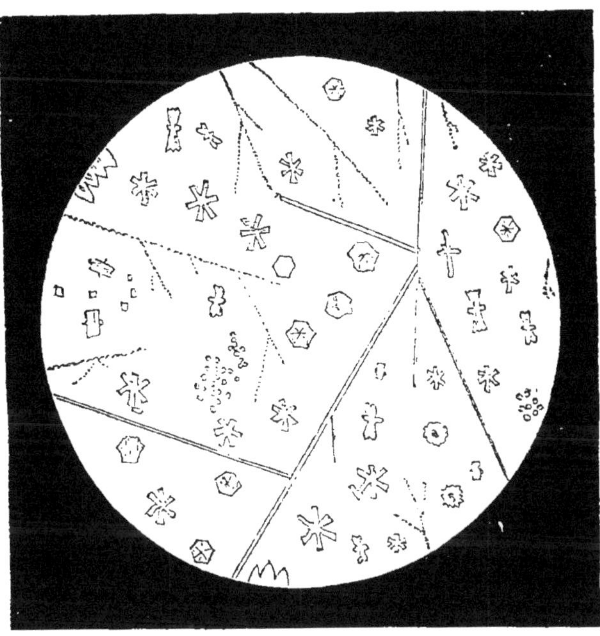

Fig. 34. — Cristallisation obtenue par l'évaporation d'une goutte d'eau de neige, 500/1 (G. Tissandier).

de l'intérieur des appartements, des chambres de malade, des salles d'hôpital.

A. Dans l'air extérieur on trouve souvent des poussières inorganiques, qui peuvent être transportées à de grandes distances. Elles se composent surtout de silicate d'alumine, de sels calcaires et de peroxyde de fer. Les figures que nous reproduisons ici (fig. 31

à 42) donnent une idée du nombre considérable et de la variété de ces poussières inorganiques recueillies dans l'atmosphère. La poussière de carbone y joue souvent un rôle important. Il se produit quelquefois dans diverses parties du monde des tem-

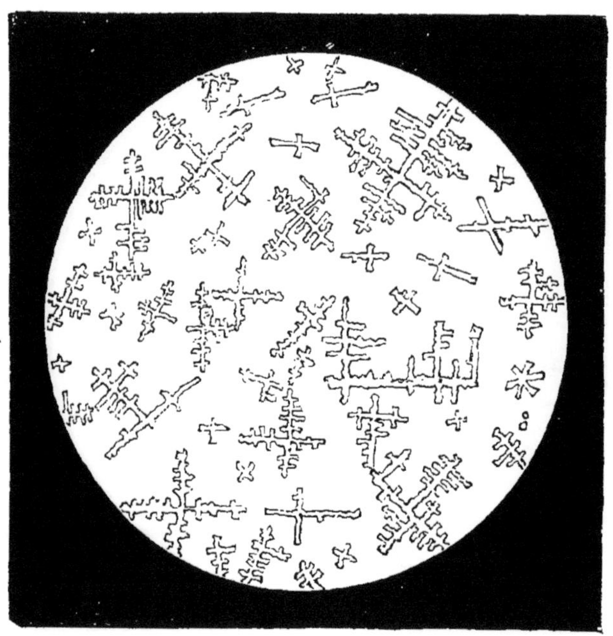

Fig. 35. — Autre exemple de cristallisation obtenue par l'évaporation d'une goutte d'eau de neige, 500μ1 (G. Tissandier).

pêtes de poussière et de sable (fig. 42). Ehremberg a étudié au microscope la composition de ces poussières. Il y a trouvé des particules de sable et de fer, mais surtout un grand nombre d'infusoires, des débris de plantes, des fragments d'insectes.

Les volcans vomissent dans l'air des quantités considérables de carbone, de sable et de boue, qui peuvent être transportées par les vents à des centaines de lieues. Au reste, il est démontré que les poussières atmosphériques peuvent être lancées à des distances incroyables. Les voiles des navires, à 200 ou 300 lieues de la côte d'Afrique, sont quelquefois rougies par le sable que le vent enlève au désert.

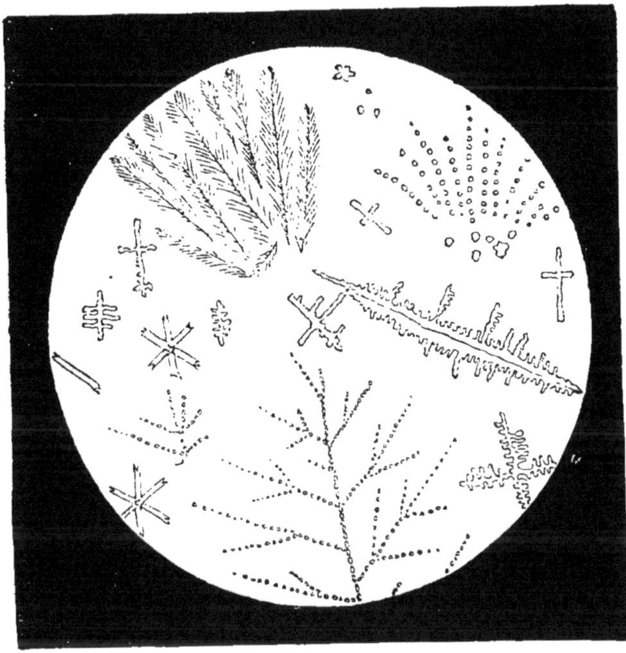

Fig. 36. — Autre exemple de cristallisation obtenue à sec par l'évaporation d'une goutte d'eau de neige 500/1 (G. Tissandier).

Ce ne sont pas seulement les orages qui remplissent l'air de poussière minérale ; des particules de silice, d'argile, de craie, flottent constamment dans l'air, surtout par les temps secs ; la pluie, en effet, paraît avoir le don de les précipiter. Dans le voisinage des usines, des chemins de fer, on rencontre de la brique ou de la pierre pulvérisée, ou des fragments de métaux dans l'atmosphère. Sidebotham a trouvé dans la poussière d'un wagon, près de Birmingham, d'innombrables particules de fer, pouvant être attirées par un aimant.

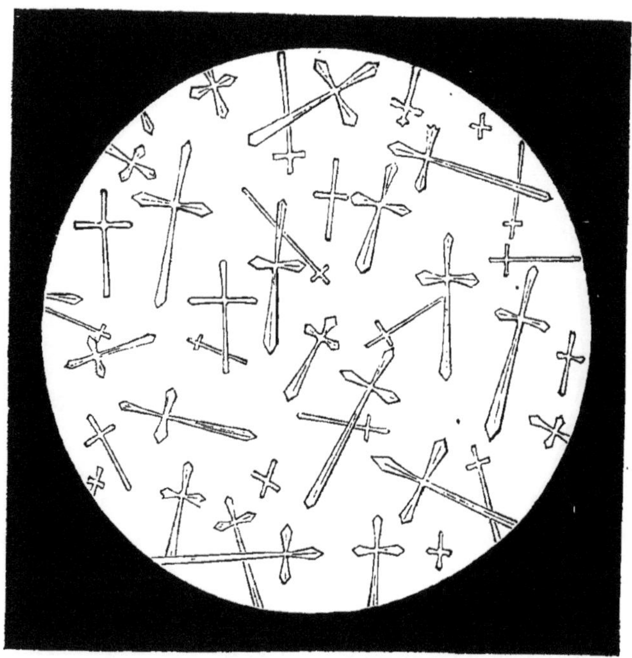

Fig. 37. — Autre exemple de cristallisation obtenue à sec par l'évaporation d'une goutte d'eau de neige 500|1 (G. Tissandier).

Nous nous arrêtons ici pour aborder un point qui offre une importance encore plus grande pour l'hygiéniste : il s'agit des matières organiques et des organismes vivants, qu'on peut rencontrer dans l'atmosphère, c'est-à-dire à l'air ouvert.

Des fragments de plantes, du pollen, des fibres végétales, des semences ailées, de petits fragments de bois ou de charbon, des fibres textiles, des fructifica-

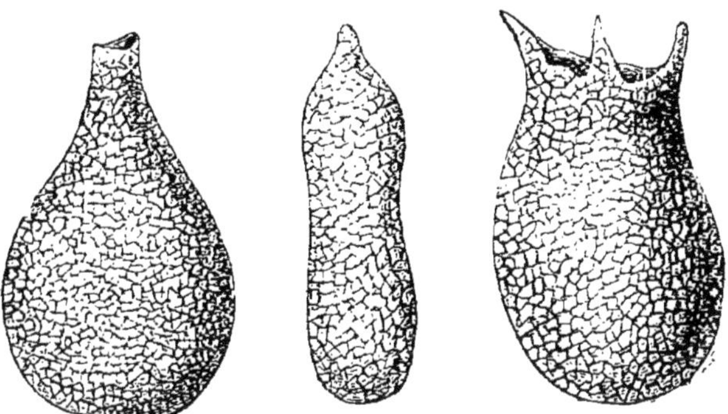

Fig. 38. — Aérolithes microscopiques très grossis (Ehremberg).

tions cryptogamiques de diverses sortes (fig. 43),

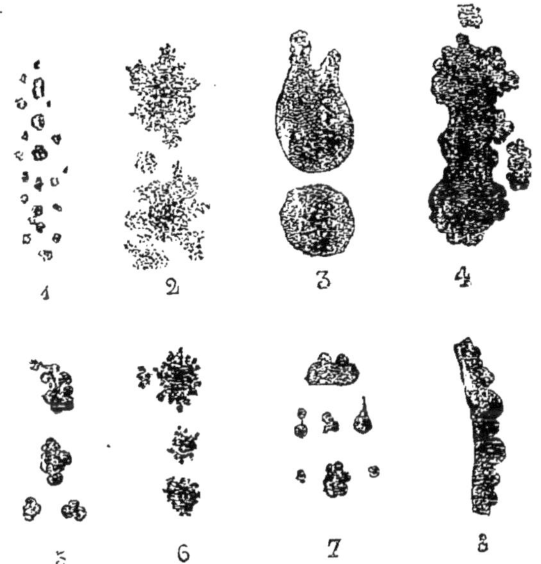

Fig. 39. — Corpuscules ferrugineux atmosphériques et fragments détachés de la surface des météorites (G. Tissandier). — 1. Fragments très noirs et amorphes. — 2. Grains très petits en amas compacts. — 3. Volume plus considérable, surface mamelonnée et rugueuse. — 4, 5, Parcelles globulaires et mamelonnées. — 6. Grains noirs très petits. — 7. Grains sphériques. — 8. Mamelons arrondis.

enfin une grande quantité de granules d'amidon, se rencontrent dans l'air, surtout au voisinage des habitations. Pouchet a trouvé des grains d'amidon dans l'air au sommet des Pyramides.

Mais indépendamment de ces substances organiques, il existe des organismes vivants qui sont soulevés en l'air par les vents ou qui peut-être flottent constamment dans l'atmosphère. Ehremberg y a découvert plus de 200 espèces de rhizopodes, de tardigrades et de vibrions qui peuvent rester desséchés, pendant des mois ou des années entières, et reprendre leur vitalité dès qu'ils sont humectés.

Ajoutons, en dernier lieu, que c'est probablement par le transport de particules organiques dans l'air que la dissémination du choléra et de certaines maladies épidémiques a lieu le plus souvent. Toutefois, il ne paraît pas que le mode de propagation puisse s'étendre à des distances considérables. C'est ainsi que la variole, la rougeole, la scarlatine, ne semblent marcher que pas à pas et de maison en maison. Le choléra lui-même, comme on l'a depuis longtemps fait observer, chemine assez lentement et semble s'attacher aux pas d'un voyageur.

B. Les impuretés que renferme l'air confiné des appartements ou des espaces clos, sont encore plus nombreuses que celles qui flottent librement à l'extérieur et présentent, au point de vue de l'hygiéniste, une importance encore plus grande.

Dans tous les appartements habités, il existe au sein de l'air des cellules épithéliales, des fibres textiles (coton, lin, laine, etc.), des fragments de bois, de charbon, des poils et d'autres impuretés, qui résultent nécessairement de l'homme et des animaux.

Les meubles qui remplissent un appartement, les

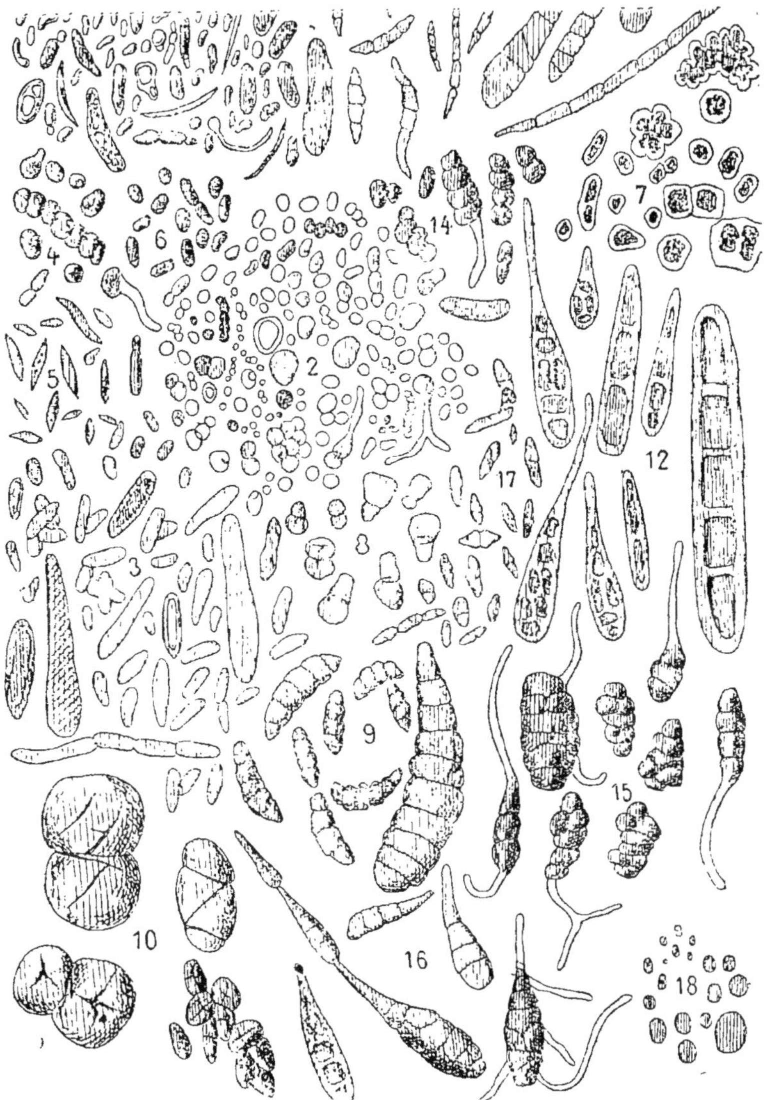

Fig. 42. — Fructifications cryptogamiques recueillies dans l'air, au cimetière de Montparnasse, à Paris (P. Miquel).

papiers qui en tapissent les murs, peuvent aussi fournir certains éléments à l'atmosphère. Nous devons signaler l'influence nuisible des papiers colorés par le vert de Scheele ou de Schweinfurt (arsénites de cuivre). Pleck a démontré que l'acide arsénieux contenu dans ces couleurs, lorsqu'il est en contact avec des matières organiques humides, donne de l'hydrogène arsénié, qui, pour certains auteurs, est l'agent toxique auquel il faut attribuer la plupart des accidents que produisent les papiers verts.

Dans les ateliers, on trouve des fragments de diverses substances qui se rapportent à l'industrie qu'on y exerce. Sigerson a démontré que dans l'air d'une imprimerie il existait de l'antimoine en quantité appréciable. Le même observateur a trouvé dans un amphithéâtre de dissection, des fibres musculaires et nerveuses, des cellules de diverses espèces, et des débris de tissu provenant des cadavres, ce qui explique les cas d'empoisonnement qui se produisent si souvent chez les anatomistes (en dehors de toute piqûre).

Les chambres de malades, les hôpitaux, les casernes, enfin les étables d'animaux atteints d'affections contagieuses, renferment des produits qu'on peut à bon droit considérer comme spécifiques.

Il n'est pas sans intérêt de remarquer que les impuretés organiques qu'on trouve dans la chambre d'un malade ne sont pas également répandues dans l'air, et qu'elles séjournent surtout au voisinage du foyer morbide; c'est ce que démontrent des analyses d'air pris dans diverses parties de la même chambre. Il en résulte : 1° que le danger de contagion est plus grand lorsqu'on approche du malade, et surtout

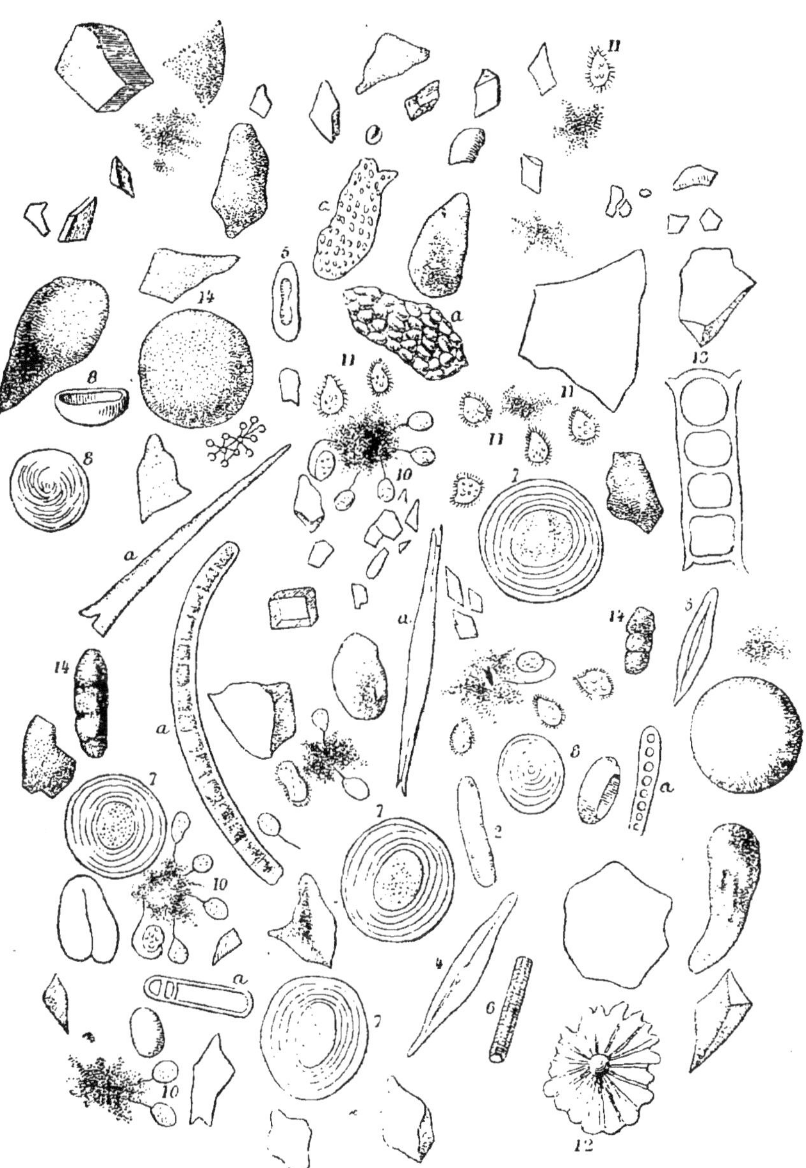

Fig. 43. — Pluies de poussières en Sicile, vues au microscope (grossissement 300 diamètres). Dessin de M. O. Silvestri.

lorsqu'on partage son lit, que lorsqu'on habite seulement la même chambre; 2° qu'il est difficile de chasser les émanations contagieuses par la ventilation, en raison même de cette torpeur, si l'on peut ainsi parler, qui les rend peu mobiles et les fait séjourner sur place. Il en est tout autrement quand l'air est contaminé par des substances gazeuses, l'acide carbonique par exemple. Il suffit alors d'ouvrir les fenêtres, pendant quelques instants, pour renouveler l'air et rentrer dans les conditions normales.

L'importance de l'air pur pour la conservation de la santé, qui n'est assurément contestée par personne, a été peut-être exagérée, dans certains cas, par les médecins anglais, dont les Américains ont suivi l'exemple. Il convient d'après eux de laisser toutes grandes ouvertes, et par n'importe quel temps, les fenêtres des dortoirs, des casernes et des chambres à coucher, pendant la nuit. Ce précepte, presque universellement suivi dans les pays que nous venons d'indiquer, présente, à notre avis, de grands inconvénients. A moins de prétendre que le froid n'a aucune part à la production des maladies, il est absurde de s'y exposer au moment même où la résistance vitale est moins grande. Au reste, l'instinct des animaux pourrait, à cet égard, nous servir de guide. L'oiseau pour dormir met la tête sous son aile, le lapin se blottit dans son terrier, d'autres animaux se roulent en boule. Dans toutes ces conditions, la respiration est compromise; mais qui ne sait que pendant le sommeil cette fonction perd beaucoup de son activité?

Il faut, croyons-nous, suivre une ligne moyenne

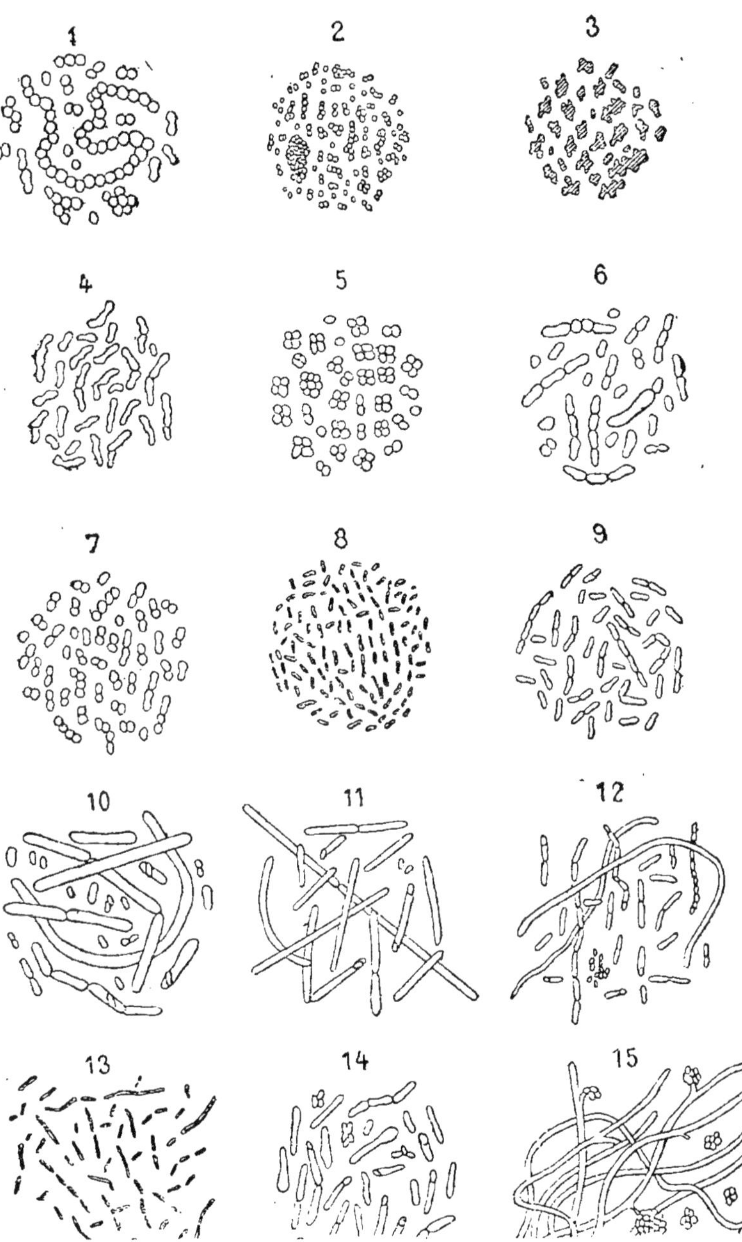

Fig. 42. — Principales formes des bactériens recueillis par M. Miquel dans l'air, au cimetière de Montparnasse à Paris.

entre les deux extrêmes. Les dortoirs, les chambres à coucher, ne doivent pas être habités pendant le jour. Ces pièces doivent offrir un cubage en rapport avec le nombre des personnes qui doivent y passer la nuit. Enfin, pendant la journée, il faut y renouveler fréquemment l'air en ouvrant les fenêtres. Ces précautions une fois prises, on pourra les fermer sans scrupule après le coucher du soleil.

Substances gazeuses. — 1° A l'air libre, l'acide carbonique, l'oxyde de carbone, l'hydrogène carboné et d'autres substances analogues sont jetés dans l'air par les volcans, par les usines, par les égouts et par la respiration de l'homme et des animaux. Des substances, plus directement irritantes, sont fournies soit par les usines de produits chimiques, soit par des causes naturelles de plusieurs espèces : tels sont l'acide sulfureux, l'acide sulfurique, le sulfhydrate d'ammoniaque, le sulfure de carbone, l'acide chlorhydrique, les vapeurs nitreuses, l'ammoniaque et ses divers composés, l'hydrogène phosphoré ; enfin, des vapeurs organiques, plus ou moins fétides, dont la composition est extrêmement variable. Il nous suffira d'avoir signalé ces causes d'infection de l'air.

Indépendamment des causes que nous venons d'énumérer, il en est d'autres qui méritent de fixer notre attention.

Dans le voisinage des marais, l'air renferme toujours un excès d'acide carbonique (0.6 à 0,8 p. 1000). On y trouve aussi une grande quantité de vapeur d'eau, de l'hydrogène sulfuré, de l'hydrogène carboné, de l'hydrogène phosphoré et de l'ammoniaque.

L'air des villes est vicié par une multitude de

causes diverses, qui ont pour résultat général de diminuer la quantité d'oxygène et d'augmenter la quantité d'acide carbonique. Dans les villes bien construites, ces modifications sont à peine perceptibles, mais dans celles qui laissent à désirer sous ce rapport, Madrid, Munich, Glasgow, la quantité d'acide carbonique peut s'élever, $\frac{15}{10\,000}$, tandis que le chiffre de l'oxygène diminue en proportion.

On trouve aussi, dans l'atmosphère des grandes villes, de l'ammoniaque et des matières organiques en quantités très variables. On comprend, dès lors, l'immense importance des vents régnants dans une localité, au point de vue de la salubrité de l'atmosphère. Partout où l'air d'une ville est battu et renouvelé, il sera plus favorable à la santé que dans les endroits où l'atmosphère est stagnante.

Dans les *égouts*, les produits de la décomposition sont extrêmement variables, en raison même de l'immense diversité des matières qui y ont été versées.

Lorsqu'un égout est obturé, la privation d'air fait naturellement diminuer l'oxygène; lorsque, au contraire, la ventilation est bonne, la quantité d'oxygène est presque égale à celle de l'air atmosphérique.

Au reste le meilleur réactif à cet égard est la santé des ouvriers qui travaillent dans ces conduits souterrains. En thèse générale, la santé de ces hommes ne laisse pas beaucoup à désirer; la profession qu'ils exercent ne passe pas parmi eux pour être insalubre, et, à l'exception de l'ophthalmie et de quelques affections rhumatismales, ils ne paraissent pas souffrir de l'atmosphère qu'ils respirent. Il faut cependant établir en principe que certains ouvriers, dès le début, sont incapables de travailler dans les égouts, et se voient obligés de quitter le métier. Ceux qui résistent à cette période de probation, si l'on peut ainsi parler, continuent indéfiniment leur travail sans en éprouver d'inconvénient notable. Il est bien évident d'ailleurs qu'une bonne ventilation est une condition indispensable pour que le métier puisse être exercé sans danger.

Il nous reste à parler maintenant des *gaz qui sont lancés dans l'air par la combustion*. Ces émanations se répandent quelquefois dans l'atmosphère (usines, fabriques, cheminées), d'autres fois elles séjournent dans l'intérieur des appartements.

Le gaz d'éclairage, dont l'usage se répand de plus en plus, a le grand inconvénient de laisser dégager dans l'air d'un appartement les produits qui résultent de sa combustion, ce qui n'a pas lieu pour la plupart des autres substances qu'on brûle dans des cheminées ou des poêles, et dont la fumée doit s'échapper à l'extérieur, du moins en théorie. On sait que le gaz lui-même, avant d'être brûlé, est absolument irrespirable, et renferme une forte proportion de gaz toxiques.

Pendant la combustion, il se dégage de l'azote, de l'eau, de l'acide carbonique et de l'oxyde de carbone, avec un peu d'acide sulfureux et d'ammoniaque. Or, ces produits lancés dans l'atmosphère d'un appartement, d'un atelier ou d'un bâtiment public, ont une influence délétère sur la santé. Dans un atelier de Paris, où 400 ouvriers travaillaient à la lumière de 400 becs de gaz, la santé des hommes était déplorable. Le général Morin, en modifiant les conditions de la ventilation, diminua des deux tiers le nombre des malades.

On sait que beaucoup de personnes qui travaillent

au gaz éprouvent assez promptement de la céphalalgie et de la dypsnée; ce sont là, sans aucun doute, des symptômes légers d'empoisonnement.

La conclusion de ce qui précède est qu'une bonne ventilation est indispensable pour combattre les effets nuisibles du chauffage et de l'éclairage, quelle que soit d'ailleurs la nature du combustible employé. L'air dilue et dissipe presque immédiatement les gaz qui résultent de la combustion, au point de les rendre inoffensifs. Mais il n'en est pas de même pour les produits solides qui en résultent : nous voulons parler surtout de la poussière de charbon qui est suspendue en si grande quantité dans le voisinage des grandes usines. On admet que les particules de charbon qui flottent dans l'atmosphère ne s'élèvent pas au-dessus de 200 mètres. Elles ont, au contraire, une tendance manifeste à s'accumuler dans les couches inférieures de l'atmosphère, précisément à la hauteur où nous respirons. Or, il n'est pas possible de considérer l'introduction de cette poussière charbonneuse dans les voies respiratoires comme absolument indifférente à la santé.

Miasmes, virus, contages. — En dehors des poussières ou des gaz que nous venons d'étudier, et dont l'existence est décelée soit par le microscope, soit par l'analyse chimique, l'air renferme encore des principes que les plus minutieuses recherches n'ont pu encore préciser et dont nous sommes en droit moins d'affirmer, que de supposer l'existence : ce sont les miasmes, les vibrions, bactériens, etc., les virus, les contages, qui donnent naissance, par leur diffusion, aux maladies miasmatiques ou virulentes.

On n'a pu encore réussir à isoler la plupart de

ceux de ces organismes qui peuvent provoquer telle ou telle affection déterminée; mais leur existence n'en est pas moins nettement prouvée et la quantité qu'on en rencontre dans une atmosphère donnée paraît manifestement liée à l'état de salubrité de cette atmosphère, ainsi que le montrent les recherches faites chaque jour avec tant de soin à l'Observatoire de Montsouris à Paris par M. P. Miquel. La figure 43 reproduit les principales formes de bactériens qui ont été recueillies par cet observateur dans l'air du cimetière de Montparnasse.

IX. — DES CLIMATS

DES DIVERS ÉLÉMENTS QUI ENTRENT DANS LA CONSTITUTION DES CLIMATS. — TEMPÉRATURE. — COURANTS ATMOSPHÉRIQUES ET MARITIMES. — INFLUENCE DE L'ALTITUDE. — VARIATIONS ANNUELLES DE LA TEMPÉRATURE. — VARIATIONS DIURNES. — INFLUENCE DE L'HUMIDITÉ, DES PLUIES.

L'influence des climats paraît avoir présidé de tout temps à la marche de la civilisation. Elle apparaît, en effet, d'abord dans les contrées tropicales ou subtropicales; l'Égypte et l'Inde sont ses berceaux dans l'ancien monde; dans le nouveau, elle naît au Pérou, au Mexique, se propage en Babylonie, en Phénicie, pour arriver enfin en Grèce et en Italie, puis, poursuivant sa marche constante vers le nord, elle gagnera la France, les Pays-Bas, l'Angleterre, l'Allemagne.

Nous pouvons accepter encore aujourd'hui la définition du climat, telle que la donnait Hippocrate : *Le climat est l'ensemble des circonstances physiques attachées à chaque localité, envisagé dans son rapport avec les êtres organisés.*

Les anciens géographes désignaient par ce nom une bande de terre renfermée entre deux cercles parallèles à l'équateur, et ils avaient divisé l'espace compris entre l'équateur et le pôle en 30 climats, appelés astronomiques ou mathématiques.

Les géographes modernes partagent l'espace compris entre le pôle et l'équateur en 90°, et déterminent par l'altitude et la longitude, la position géographique de chacun des points du globe.

Cependant ces notions, même celle de l'altitude, ne sont pas absolument suffisantes pour préciser le climat d'un point quelconque ; il faut réserver ce nom de climat à une étendue de pays dont les divers points sont placés dans des conditions météorologiques similaires, surtout sous le rapport de la température. Humboldt a rendu, en 1817, un service important à la climatologie, en réunissant par un système de lignes tous les points du globe dont les températures moyennes sont égales, ce sont les lignes isothermes.

Pour les botanistes, c'est la flore, c'est-à-dire la présence de certains végétaux propres à une zone spéciale, qui établit la distinction des climats.

Les agriculteurs prennent surtout en considération les végétaux cultivés. Les zoologistes se basent sur la faune, c'est-à-dire la distribution géographique des animaux.

Pour nous, qui avons spécialement en vue l'étude de l'homme, nos recherches doivent consister surtout à déterminer quels sont les points du globe, qui, soumis à des influences plus ou moins identiques, exercent sur les êtres organisés une action semblable ou à peu près semblable; la climatologie est ainsi ce que l'avait définie Hippocrate : l'étude simultanée de l'air, des eaux et des lieux.

En résumé, il faut entendre par climat *la constitution générale de l'atmosphère d'un lieu.*

L'état de l'atmosphère peut être modifié :

Par la latitude ;

Par l'altitude ;

Par l'état hygrométrique ;

Par la température ;

Par les vents régnants ;

Par le voisinage ou l'éloignement de la mer ;

Par la sécheresse ou l'humidité du sol (marais) ;

Par le degré de culture et de population ;

Sans parler d'autres causes accessoires.

Cette étude touche aux plus grands intérêts des nations. Elle peut indiquer à chaque race quel est le pays qui convient à son développement, diriger les peuples dans leurs mouvements migratoires, enfin, c'est d'après ces lois que doit être accomplie toute entreprise de colonisation.

Les Romains méconnurent ces règles, lorsque, pendant sept siècles, ils travaillèrent à asseoir dans l'Afrique carthaginoise une domination dont il ne reste rien aujourd'hui.

En un siècle, les Vandales disparurent d'Afrique. Il fallut à peine ce temps pour qu'il n'existât plus un Goth en Italie.

Les Hébreux, les Perses, les Romains, les Arabes, les Français, les Anglais, les Turcs, ont successivement occupé l'Égypte et y ont assis leur conquête, et, cependant, à travers ces invasions, ces dominations séculaires, la race primitive a seule persisté, et l'Égyptien actuel est le même que celui dont le souvenir était perpétué jadis sur le granit des tombeaux. Ce n'est que grâce au renouvellement incessant de l'immigration étrangère qu'une colonie ne s'éteint pas complètement en Égypte. La race indo-européenne n'a jamais pu s'y acclimater. Les enfants des Européens et des Turcs parviennent rarement, malgré les soins les plus assidus, à franchir la première enfance. Si ces nouveau-nés sont envoyés en Europe, on les élève facilement.

En revanche, nous avons vu 4 à 500 Français émigrés en 1671, en Acadie (Nouvelle-Écosse), sous la même latitude (45°) que le midi de la France, mais à peu près dans une même bande isotherme que le Danemark, le nord de la Prusse et de l'Écosse, constituer aujourd'hui, bien qu'ils aient subi de longues calamités, 70,000 indigènes.

Au Canada, les Français émigrés au nombre de 10,000 de 1663 à 1760, sont arrivés à plus de 1,000,000, malgré les désastres de la guerre des colonies, et une forte et incessante émigration aux États-Unis.

DES DIVERS ÉLÉMENTS QUI ENTRENT DANS LA CONSTITUTION DES CLIMATS. — COURANTS ATMOSPHÉRIQUES ET MARITIMES. — INFLUENCE DE L'ALTITUDE. — VARIATIONS ANNUELLES DE LA TEMPÉRATURE. — VARIATIONS DIURNES. — INFLUENCE DE L'HUMIDITÉ, DES PLUIES.

1° *Température.*

La *latitude* a une influence considérable sur la distribution de la chaleur à la surface du globe. La température décroît rapidement de l'équateur vers les pôles, sans toutefois que la loi de décroissance suive une marche régulièrement décroissante, et des points, situés sur une même parallèle, ont souvent des températures très inégales. Cela tient à ce que la chaleur reçue est différemment employée suivant les régions dans lesquelles elle tombe. Les mers s'échauffent moins que les continents ; les terres humides ou qui sont chargées d'une riche végétation consomment, par l'évaporation de l'eau et par la croissance des plantes qu'elles nourrissent, plus de chaleur, que les terres sèches et arides. La chaleur disponible, y étant moins considérable, exige une moindre élévation de température pour s'écouler au dehors. En outre, les vents et les courants marins emportent avec eux une notable portion de la chaleur fournie aux régions équatoriales, et la distribuent très inégalement sur les régions tempérées et sur la zone glaciale. C'est ce double mouvement qui constitue ce que l'on a appelé la *circulation atmosphérique* et la *circulation maritime*.

Maury commence par réduire de 41 jours à 24 la route des États-Unis à l'Équateur. Il ramena à 135, puis à 100 jours, la traversée des États-Unis en Californie, qui en exigeait plus de 180, mais le plus remarquable de ces exemples est fourni par le résultat qu'il a obtenu pour la traversée d'Australie.

Un navire guidé par les anciennes instructions ne mettait pas moins de 125 jours pour aller d'Angleterre à Sydney. Le retour était d'une durée à peu près égale, le voyage total était donc d'environ 250 jours. Maury signala aux marins l'immense avantage qu'il y aurait à faire du voyage d'Australie une véritable circumnavigation du globe, c'est-à-dire doubler le cap de Bonne-Espérance en venant d'Europe, pour opérer ensuite le retour par le cap Horn. Ce tour a été accompli en 130 jours, ainsi que l'avait prédit Maury.

Le merveilleux résultat obtenu par Maury s'expliquait par la connaissance des *circulations atmosphérique et maritime;* en effet, dans les latitudes élevées, le mouvement général de l'atmosphère porte à l'est.

Sur mer, la température de l'air ne dépasse pas 32°; sur terre, elle s'élève jusqu'à 46; ajoutons que, pendant la nuit, la terre peut subir un refroidissement très intense, surtout lorsque la pureté de l'atmosphère permet un rayonnement considérable. L'air de la terre, plus chaud le jour que celui de la mer, est plus froid pendant la nuit : c'est pourquoi le vent. qui durant le jour souffle de la mer à la terre, se produit la nuit, sur toutes les côtes, au contraire de la terre à la mer.

La *circulation maritime* a une influence considérable sur la température de certaines parties du globe.

Le Gulf-Stream aux eaux bleues s'avance en refoulant les eaux plus pâles de l'Océan et en diminuant de vitesse jusqu'au banc de Terre-Neuve ; là, il obéit à la force qui le ramène vers les côtes de l'Est ; il se bifurque : son bras gauche va, comme courant sous-marin, partie dans la mer de Baffin, partie entre l'Islande et la Norvège, réchauffer les mers du pôle ; son bras droit touche aux côtes d'Irlande et d'Angleterre et revient sous le nom de *courant de Rennel*, parallèlement aux côtes de France et d'Espagne, se perdre vers la côte d'Afrique. La température à la surface atteint parfois 30°, et se trouve toujours de plusieurs degrés supérieure à la température des mers qu'il traverse, il réchauffe toutes les côtes septentrionales qu'il visite et leur apporte des graines arrachées au climat des Antilles.

Cette double *circulation atmosphérique et maritime* explique les inégalités de température que l'on observe à des mêmes latitudes sur les deux continents. Lorsque les habitants de la Grande-Bretagne fondèrent sur le littoral des États-Unis d'Amérique leur première colonie durable, les colons qui vinrent s'établir entre la Caroline du Sud et l'embouchure du fleuve Saint-Laurent, s'étonnèrent d'avoir traversé des hivers beaucoup plus froids que ceux de l'Italie, de la France et de l'Écosse, pays placés cependant sous les mêmes latitudes.

En effet, Québec et Christiania sont situés à peu près sur la même ligne isotherme de 5°, et cependant Christiania est à 12° plus au nord. L'avantage en faveur des côtes ouest d'Europe est encore beaucoup plus sensible pendant l'hiver. Ces différences, que l'on ne peut attribuer à la seule proximité des eaux, sont produites surtout par les courants établis à la surface des mers et dans l'atmosphère.

2° *Influence de l'altitude.*

A mesure que le sol s'élève au-dessus du niveau des mers, la température décroît rapidement. Les glaces perpétuelles se rencontrent même sous les zones torrides ; mais, tandis qu'on les trouve à une hauteur de 720 mètres au-dessus du niveau de la mer, en Norvège, sous une latitude de 71° nord, dans les Alpes et les Pyrénées elles ne descendent pas au-dessous de 2,700 mètres, et sont à 4,800 mètres à Quito, sous l'équateur.

3° *Variations annuelles de température.*

De l'équateur à 10° de latitude nord, les températures moyennes des mois varient à peine de 2 ou 3°. L'oscillation est plus marquée à 20° nord, plus encore à 30°, et son amplitude augmente ainsi jusque dans le voisinage des pôles.

Sur mer, les conditions de température ne sont plus les mêmes que sur les continents à grande distance des côtes ; les amplitudes journalières de la température des eaux de la mer sont bien moins fortes que les amplitudes sur les continents de même latitude.

Sous l'Équateur, la différence entre le maximum et le minimum du jour atteint rarement 1 ou 2°, et dans les régions tempérées 3 ou 4°. Sous la zone torride, la surface des mers a une température moyenne de 27 à 28°, très rarement 30 ou 32.

La température décroît avec la profondeur, et, quoique troublée par les courants d'eau chaude et froide qui vont au pôle et en reviennent, elle atteint en général, vers 2,000 mètres, la température de 4°. Dans les bassins des mers qui environnent les deux pôles, la série est renversée. La surface de la mer a une température de — 2°, de — 1°, et de 0, et les couches plus profondes se réchauffent jusqu'à + 4°. Scoresby, Parry, Franklin, John Ross, Martins et Bravais dans les mers du Nord, James Ross dans les mers du Sud, ont constaté ce résultat général.

Le voisinage des mers exerce sur les continents,

et surtout sur les îles qu'elles enveloppent, une

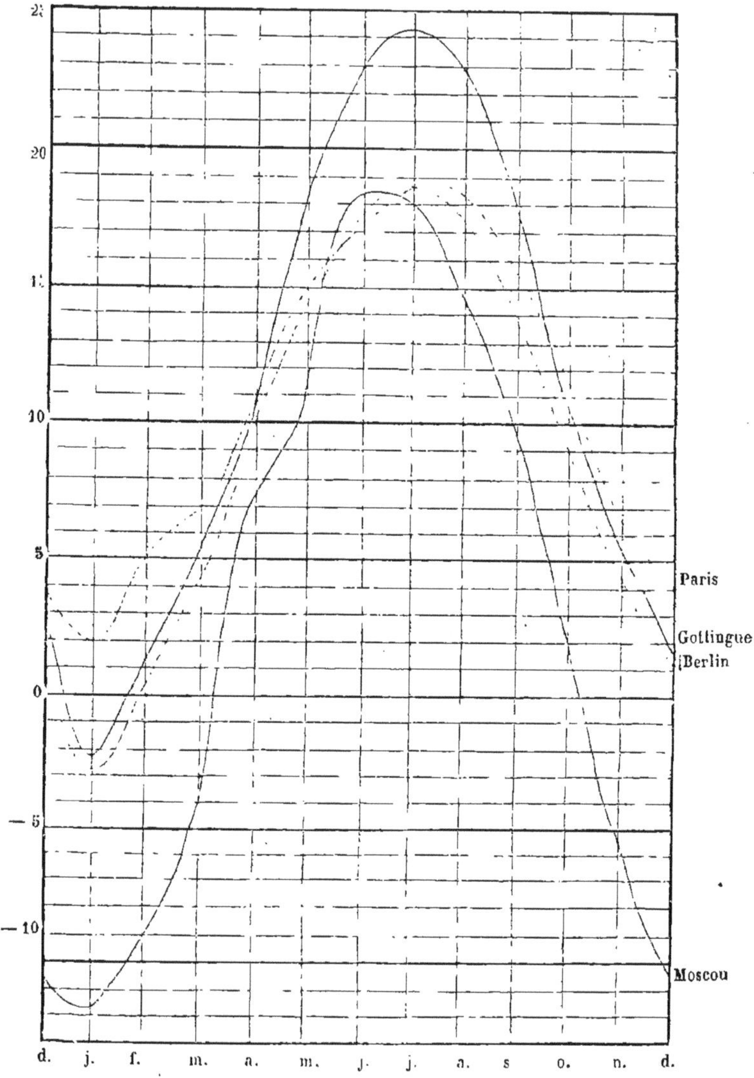

Fig. 43. — Variations mensuelles de la température à Paris, Gœttingue, Berlin et Moscou.

action puissante de réchauffement pendant l'hiver et

de rafraîchissement pendant l'été. Aussi les côtes baignées par les mers participent à la modération plus grande des températures maritimes, et le pôle sud présente, en raison de cette cause, des températures bien moins extrêmes que le pôle nord.

La figure, placée à la page 92 précédente, montre les courbes des températures de quatre villes, situées à des latitudes peu différentes, mais à des distances très inégales des mers : ce sont Moscou, Berlin. Gœttingue et Paris. L'amplitude de l'oscillation annuelle dépasse 30° à Moscou ; à Paris, elle est inférieure à 17°, et cependant les mois d'été sont également chauds dans ces deux villes.

4° *Variations diurnes.*

La période *diurne* amène, pour la température, des variations analogues à celles que l'on observe dans la période *annuelle*. Les divers résultats obtenus indiquent un maximum et un minimum; en moyenne le minimum a lieu une demi-heure avant le lever du soleil, le maximum vers 2 heures de l'après-midi. Pour la période annuelle, le maximum moyen de la chaleur a lieu vers le 15 juillet, alors que, depuis plus de trois semaines, le soleil a commencé à retourner vers l'hémisphère austral. Le minimum moyen tombe vers le 15 janvier, lorsque déjà les jours se sont notablement agrandis.

Partout où l'évaporation est active, la végétation abondante, il se fait une grande consommation de chaleur, et la température s'en trouve abaissée ; les déserts de l'Arabie sont les lieux les plus chauds du globe, parce que la végétation et l'évaporation y sont presque nulles, que le terrain sablonneux possède une faible capacité calorifique et conduit mal la chaleur ; celle-ci y est tout entière employée à chauffer le sol et l'air qui le recouvre ; la distribution des courants de l'atmosphère et des mers, le transport des nuages, la pluie, la neige, la grêle, sont autant de causes de la grande diversité des climats.

On a eu, comme nous l'avons déjà dit, l'idée de réunir par un système de lignes tous les points du globe dont les températures moyennes sont égales. De Humboldt a le premier réalisé ce travail, qui a été continué depuis par un certain nombre de météorologistes. On peut constater que les *isothermes* sont extrêmement sinueuses.

Aux environs de l'Équateur, une zone dont la température moyenne annuelle est supérieure à 25° est comprise entre deux lignes marquées du même chiffre + 25°. Entre ces deux isothermes, de + 25°, se trouve l'Équateur thermique ; ce n'est pas une isotherme, car la température moyenne n'est pas la même en tous ces points, mais cette ligne passe par tous les lieux où la température de chaque méridien est maximum ; l'Équateur thermique s'écarte d'une manière notable de l'Équateur terrestre, particulièrement sur les deux continents.

L'irrégularité des lignes isothermes devient de plus en plus prononcée à mesure que l'on s'avance vers le nord ; elle paraît diminuer au contraire en s'approchant du pôle austral ; les terres sont peu étendues dans cette dernière portion de la surface du globe, tandis qu'elles prédominent sur le pourtour du pôle boréal.

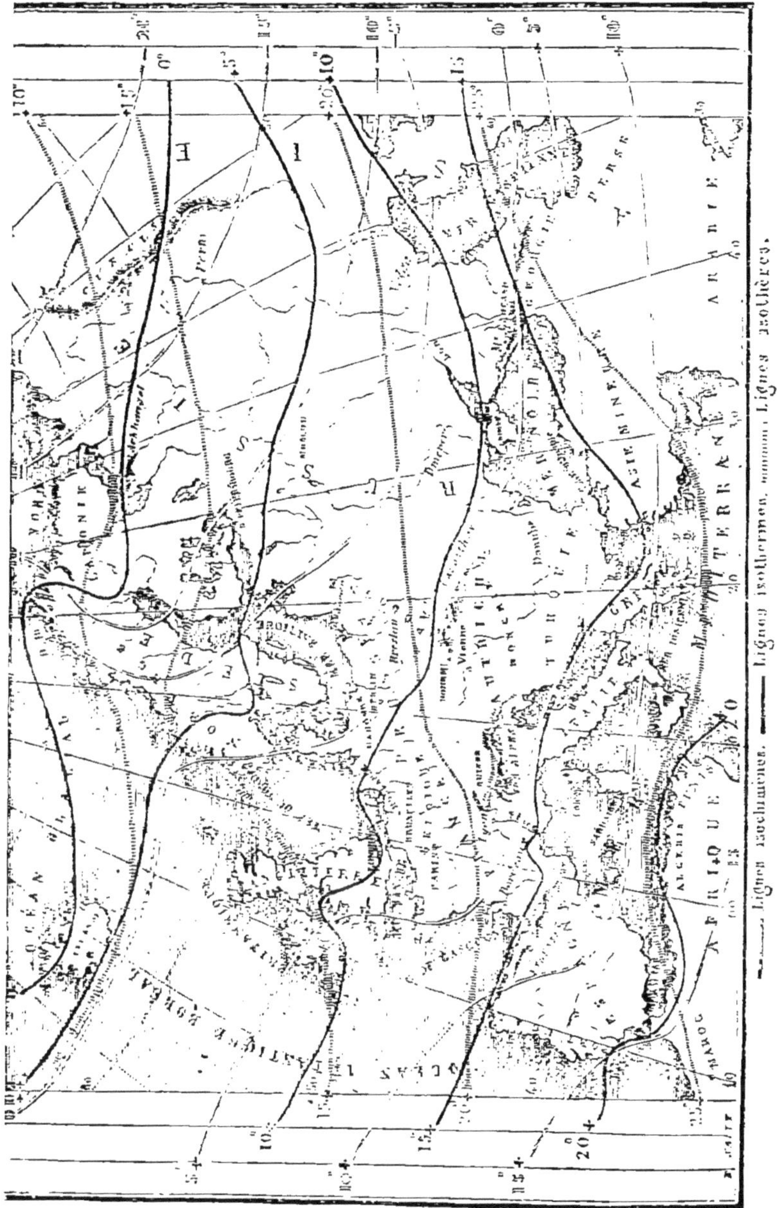

Fig. 44. — Carte pour l'Europe des lignes de même température moyenne pendant toute l'année, en été et en hiver.

A ces lignes *isothermes* on a ajouté les lignes *isothères* et *isochimènes*, et la figure montre sur une même carte, pour l'Europe, la distribution de ces trois lignes.

5° *Influence de l'humidité.*

L'*humidité de l'air* a une part considérable dans les effets que peut faire éprouver à l'homme une même température dans des conditions déterminées. Ainsi, dans la région des alizés, des brises vivifiantes tempèrent l'ardeur d'un soleil presque vertical. L'air y est d'une dizaine de degrés au-dessous de la température de notre corps et il est *incomplètement saturé*. Son renouvellement rapide autour de nous favorise la déperdition de la chaleur que nous produisons en excès et qui est emportée soit par le contact de l'air, soit par l'évaporation.

Au contraire, dans la zone des calmes, la brise est molle et incertaine, l'atmosphère est étouffante ; on y éprouve un invincible sentiment de lassitude; la température s'est cependant à peine élevée de quelques degrés, mais *l'air est presque entièrement saturé ;* sa puissance d'évaporation est à peu près annulée, et la cause la plus active de déperdition de calorique dans ces chaudes régions ayant disparu, nous souffrons de la chaleur qui ne cesse de se produire dans nos organes. L'insalubrité de la zone des calmes est très redoutée des navires chargés d'émigrants, qui y laissent plus d'une victime.

Cette même influence se fait sentir sur les continents, où la température est beaucoup plus élevée qu'en pleine mer; pendant la saison sèche l'air y est beaucoup plus éloigné de son point de saturation ; on peut alors supporter sans trop de fatigue une température diurne de 40 ou 45° ; au contraire, pendant la saison humide, une température de 30 ou 35° devient intolérable pour nous. J'ai observé ces effets dans la ville de Recht, sur les bords de la mer Caspienne, et dans presque tout le Ghilan, quoique la chaleur ne fût pas très élevée.

Ainsi donc l'humidité de l'atmosphère en un lieu est une donnée d'une grande importance.

6° *De l'influence des pluies.*

Les pluies intertropicales sont d'une abondance sans exemple dans nos climats. La hauteur moyenne d'eau recueillie annuellement dans les environs de Paris est de cinq ou six dixièmes de mètre. A Saint-Benoist, dans l'île de la Réunion, la moyenne annuelle, de 1846 à 1850, a été de 4m,1. Le mois de janvier, à lui seul, en a donné 0m,74, c'est-à-dire autant qu'il en tombe à Paris pendant toute la durée de l'année la plus mouillée.

Dans l'Inde, la quantité d'eau annuelle varie de 2 à 3 mètres ; elle est à peu près la même dans l'Amérique méridionale et la Sénégambie. Si l'on remarque qu'il ne pleut que pendant quelques mois, et, chaque jour, que durant quelques heures, le contraste avec les pluies de nos climats semblera plus frappant. Les gouttes d'eau sont énormes, très serrées, et arrivent à terre avec une grande force ; une seule averse peut donner 40 millimètres d'eau, ce qui, dans nos pays, produirait de véritables désastres.

La figure suivante (fig. 45) donne les courbes des

quantités d'eau recueillies mensuellement à Paris, dans le cours de deux années ; l'une 1816, réputée très humide, l'autre 1863, réputée très sèche ; nous y avons joint la courbe des pluies moyennes dans la

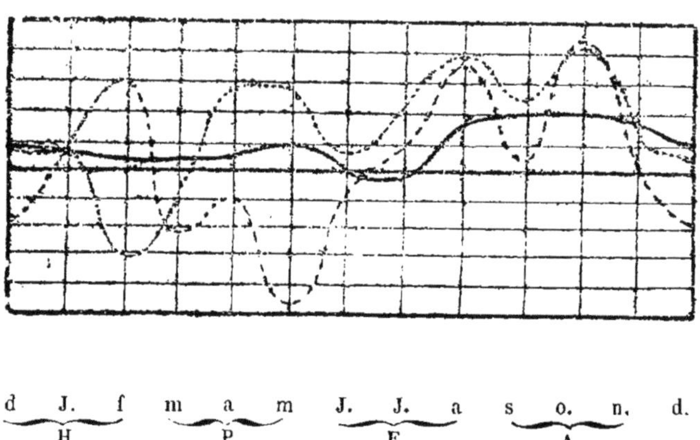

Fig. 45. — Distribution des pluies mensuelles.

——— Année moyenne.
- - - - - Année 1816.
. . . . Année 1863.

même ville ; la moyenne annuelle est de 50 centimètres environ sur la terrasse de l'Observatoire ; cette hauteur d'eau est descendue à 43 centimètres en 1863 et s'est élevée à 57 centimètres en 1816.

X. — DES EAUX POTABLES.

La pluie tombant sur le sol est l'origine de différentes espèces d'eaux dont l'ensemble peut être réuni sous la désignation d'*eaux douces* ou d'*eaux potables.* L'*eau de mer* n'est pas une eau potable.

Nous examinerons les diverses eaux potables.

Eaux de sources. — Les eaux de sources ont ordinairement l'avantage d'être toujours limpides et d'offrir une température constante. Certaines d'entre elles présentent même une température fort élevée. C'est ce qui a lieu, surtout pour les puits artésiens. On pourrait évidemment les utiliser dans l'industrie.

En donnant la préférence aux sources dont la composition chimique ne laisse rien à désirer, on obtient une boisson qui, sous bien des rapports, est préférable aux eaux de rivières, presque toujours empoisonnées par des matières organiques dans un état de décomposition plus ou moins avancé.

Il est donc généralement admis que les villes, les établissements publics et les simples particuliers peuvent user sans scrupule des eaux de sources qui se trouvent à leur portée, à la condition que celles-ci ne présentent pas une richesse trop grande en matières minérales. Une bonne eau de source ne doit pas renfermer une proportion trop forte de sels calcaires et magnésiens, ni surtout de sulfate de chaux.

Puits artésiens. — Les puits artésiens sont des sources artificielles d'où l'eau s'élève à une certaine hauteur au-dessus du sol.

Ils fournissent un appoint très utile aux eaux d'une ville, mais ne peuvent cependant pas servir de base à la distribution des eaux. En effet, leur débit est variable, et les conduits qui amènent l'eau à la surface sont sujets à des obstructions fréquentes. En outre, des commotions souterraines et d'autres causes inconnues peuvent faire varier la quantité d'eau qu'ils fournissent. C'est ainsi qu'à Tours,

11 puits artésiens ayant été forés de 1830 à 1837 l'un d'eux a complètement cessé de fournir de l'eau, les autres ont vu successivement abaisser leur débit. Sur 17 puits artésiens creusés à Venise, 9 sont taris, et le débit des autres a notablement diminué.

Les puits artésiens peuvent cependant rendre de grands services. A Paris, le puits de Grenelle donne une eau très salubre.

Eaux de montagnes. — Les eaux de montagnes sont mauvaises près de leur source ; on leur attribue certaines maladies endémiques dans les localités où les habitants en font usage (goître, crétinisme), mais l'eau des lacs formés par les torrents est en général minéralisée dans des proportions qui en font une excellente boisson, surtout quant il se trouve un déversoir naturel qui permet au trop plein des eaux de s'échapper. Il n'en est pas de même lorsqu'il n'existe point d'écoulement. Dans les grands lacs de l'Asie centrale, de l'Afrique et des pays chauds, on trouve des eaux chargées de sels alcalins, au point d'être éminemment dangereuses : la mer Morte en offre l'exemple le plus célèbre. On sait que pendant l'expédition d'Ibrahim-Pacha en Syrie, les troupes égyptiennes qui, après de longues marches dans le désert, arrivèrent sur les bords de ce lac, aux eaux fortement minéralisées, furent frappées des accidents les plus graves pour avoir voulu s'y désaltérer. Un grand nombre de soldats y trouvèrent la mort.

Eaux de rivières et de fleuves. — Les rivières et les fleuves ont pour origine les eaux de sources, qui gagnent directement leur lit sans pénétrer le sol, et les eaux qui proviennent de la fonte des neiges et des sources des montagnes.

Les rivières sont donc formées à leur origine par de l'eau de source, mais elles subissent de nombreuses modifications pendant leur cours. La proportion des gaz que l'eau tient en dissolution n'est plus la même ; l'acide carbonique se dégage, tandis qu'une quantité plus considérable d'air atmosphérique se trouve dissoute. Les eaux de rivières sont donc plus oxygénées et moins carbonatées que celles des sources qui leur ont donné naissance. Mais ce n'est pas tout ; les terrains qu'elles traversent, la végétation qu'elles renferment, et surtout les impuretés sans nombre que les villes y déversent altèrent très sérieusement leur composition.

Le résidu solide que donne un litre d'eau de la Tamise varie de 0,26 à 0,28 par litre ; la Garonne 0,3 ; le Rhône 0,18 ; le Doubs 0,23 ; la Seine 0,25 ; la Marne 0,511, ce qui donne une moyenne de 0,24 par litre.

Mais ces chiffres ne sauraient indiquer, même approximativement, le degré de pollution auquel arrivent les rivières qui traversent les grandes villes. C'est surtout par l'abondance des matières organiques et par leur nature éminemment suspecte que ces eaux se distinguent des sources pures qui présentent, sous ce rapport du moins, une immense supériorité comme boisson. On trouve dans le sédiment des eaux des grandes villes des conferves, des diatomées, des paramécies, des vorticelles, des leucophrys, des anguillules, etc., en un mot, tout un monde animé qui indique un immense travail de fermentation putride. Les figures 46 et 47, que nous empruntons à un mémoire de M. J. Poisson dans *La Nature*, montrent l'aspect d'une goutte d'eau de la Seine prise à Chaillot, presque à la fin de sa traversée dans Paris et comparativement à une goutte d'eau de l'une des sources les plus pures qui alimen-

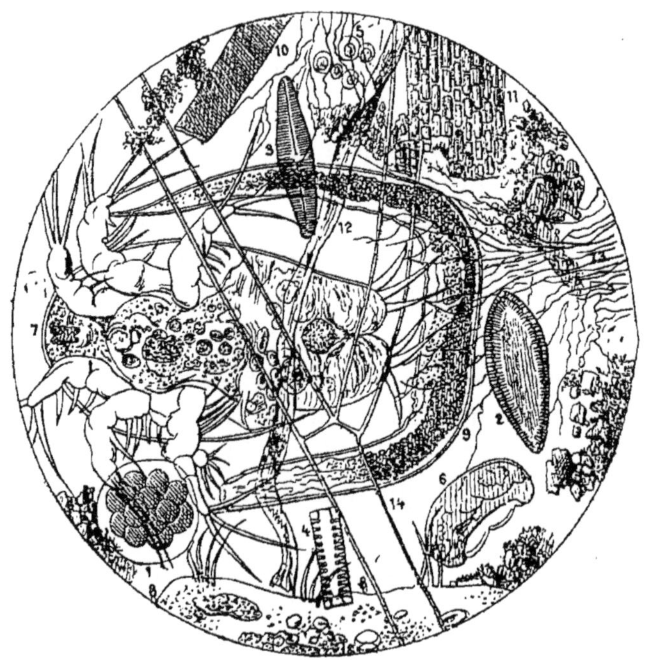

Fig. 46. — Eau de la Seine à Chaillot.

tent la capitale, celle de la Vanne. Mais, ce qui est encore plus grave, c'est la présence d'éléments visiblement tirés de l'organisme humain ou des vêtements à l'usage de l'homme. On y voit des poils, des cellules d'épithélium pavimenteux, des filaments de laine, de lin, de coton, et l'on comprend sans peine comment des ferments pathogéniques peuvent être charriés et répandus par cette voie.

D'ailleurs, les usines qui versent leurs résidus dans les fleuves peuvent les empoisonner au point de les rendre impropres à tout usage. L'eau de la Bièvre, à Paris, qui dégage pendant les chaleurs de l'été des

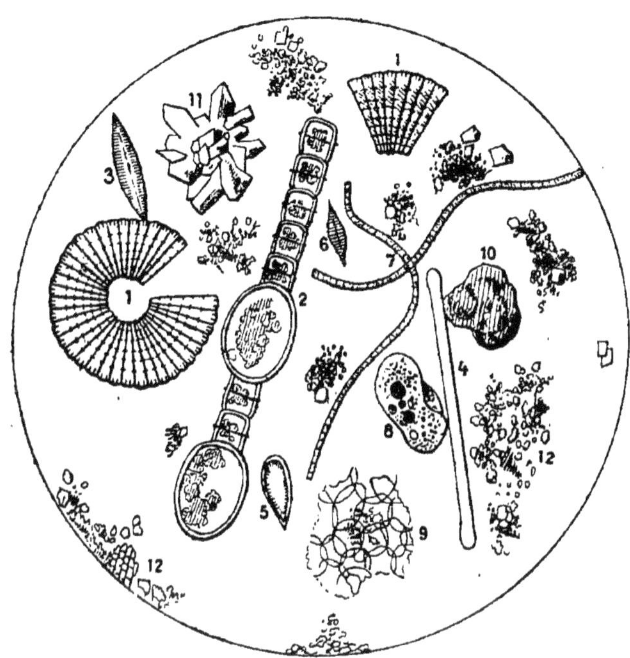

Fig. 47. — Eau de la Vanne.

gaz d'une odeur intolérable, est tellement altérée, qu'à partir d'Antony, les herbes vertes, abondantes jusqu'alors, disparaissent complètement au-dessous de cette localité. Ce n'est là d'ailleurs qu'un faible échantillon de l'impureté à laquelle peuvent atteindre les rivières empoisonnées par l'industrie : les grandes villes manufacturières de l'Angleterre, Leeds, Schefield, Halifax, en offrent des exemples bien plus marqués.

Au point de vue chimique, ces modifications se traduisent surtout par la présence d'une grande quantité de sels ammoniacaux et par la disparition de l'oxygène. Mais il est évident que pour l'hygiéniste, les matières organiques ou organisées peuvent avoir une importance bien plus grande encore.

Enfin, l'on reproche à l'eau de rivière ses fréquents changements de température; chaude l'été, froide l'hiver, elle offre un contraste désagréable avec l'eau des sources, qui se maintient habituellement à une température constante.

Mais si l'eau des rivières subit, comme on le voit, des causes d'infection très nombreuses, il n'en est pas moins vrai que ces causes sont au nombre de celles qu'une administration bien inspirée peut le plus facilement combattre.

Les grandes villes ne pouvant point se suffire avec les eaux de sources devront donc employer aussi les eaux de rivières en les filtrant.

Eaux de citernes. — Les citernes sont des réservoirs destinés à conserver les eaux pluviales. Dans certaines localités, mal partagées sous le rapport des eaux, comme Venise, les citernes fournissent exclusivement à l'alimentation des habitants. Il est incontestable que faute de mieux, on peut boire l'eau pluviale, mais il ne faut point en exagérer la valeur.

La minéralisation de l'eau de citerne est très inférieure en moyenne à celle des sources et des rivières. C'est là un inconvénient au point de vue hygiénique, mais il en est un plus grave encore, c'est que la pluie, en tombant sur les toits et en coulant dans les gouttières, peut entraîner des substances métalliques, et, en particulier, du plomb. Enfin les matières organiques que la pluie rencontre soit dans l'atmosphère, soit surtout à la surface des toits, en altèrent la composition ; lorsqu'elle est alors captée dans des réservoirs, on voit s'y développer un commencement d'odeur putride, et ces eaux donnent même quelquefois naissance à certaines maladies.

Quelles que soient les objections qui s'élèvent contre l'usage de l'eau de pluie, au point de vue alimentaire, rien ne s'oppose à ce qu'elle soit largement employée pour le nettoyage des rues et l'assainissement des égouts. On a évalué à cinq millions de mètres cubes la quantité d'eau que pourrait fournir annuellement la pluie dans la seule ville de Paris.

Puits. — Lorsqu'on creuse le sol à une certaine profondeur, on rencontre nécessairement une nappe d'eau : si, lorsqu'elle obéit aux lois de l'équilibre, cette eau se maintient au-dessous du sol, on a un puits.

La pluie, en tombant sur le sol, traverse les terres voisines des puits et vient se mêler à l'eau qu'ils renferment. Elle y arrivera saturée de toutes les substances qu'elle aura rencontrées sur son passage. A la campagne, elle sera pure et bienfaisante ; mais dans les villes, où le sol est imprégné de matières organiques et pénétré par les eaux industrielles, qui charrient souvent des matières toxiques, il est loin d'en être ainsi.

En somme, à la campagne, les puits pourront généralement donner une eau potable ; mais à la ville, ils seront saturés de toutes les impuretés des terres voisines.

CARACTÈRES DES EAUX POTABLES.

On ne saurait attacher trop d'importance à la composition et aux qualités physiques des eaux qui servent à l'alimentation. Hippocrate avait depuis longtemps signalé l'immense importance des eaux sur la santé, et tous les observateurs, qui se sont occupés de ces questions, sont d'accord pour reconnaître que l'eau que l'on ingère exerce une influence des plus sérieuses sur l'état des fonctions digestives, sur la composition des tissus et sur la santé générale.

Une bonne *eau potable* diffère sensiblement de l'eau pure ou distillée ; en effet, les gaz dissous dans l'eau, et surtout les principes minéraux dont elle est chargée lui donnent une saveur agréable et jouent un rôle des plus importants dans la nutrition.

Une bonne eau potable doit être limpide, incolore, sans odeur, fraîche, d'une saveur légère et agréable, aérée, le plus possible exempte de substances organiques. Elle doit tenir en dissolution une petite quantité de matières salines, spécialement du bicarbonate de chaux, un peu de silice et de sel marin, en proportion telle que cette eau ne soit ni saumâtre, ni salée, ni douceâtre, et qu'elle permette la cuisson parfaite des aliments.

L'eau est un aliment ; elle fait partie de tous nos organes, et, comme le dit Bordeu, « nous ne sommes qu'un amas, une espèce de brouillard épais renfermé dans quelques vessies ». On sait, d'ailleurs, que le corps des sujets brûlés se rapetisse dans des proportions ridicules, et Chaussier a démontré qu'un cadavre, complètement desséché, se réduit au poids de quelques livres.

Mais ce n'est pas seulement à titre de liquide que l'eau vient apporter à nos tissus un élément indispensable : elle est le véhicule de matières minérales absolument nécessaires à l'organisme, et qui ne se rencontrent pas toujours en quantité suffisante dans nos aliments solides.

Non seulement le squelette réclame des sels calcaires, mais les autres tissus ont besoin de chlorure de sodium, de silice, etc. L'introduction de ces substances dans l'alimentation est d'une nécessité journalière, car nous excrétons une quantité notable de chaux, de silice et de chlorure de sodium, qui ne se retrouve pas en quantité équivalente dans nos aliments azotés et farineux.

Un adulte ordinaire en bonne santé excrète, en vingt-quatre heures, 2gr,014 de chaux et 0gr,169 de silice.

La ration ordinaire d'entretien fixée à 830 grammes de pain blanc et 240 grammes de viande fraîche, ne renferme que 0gr,777 de chaux et 0gr,0975 de silice.

Il faut donc, pour maintenir l'équilibre, que le vin, les légumes et l'eau fournissent au moins 1gr,247 de chaux et 0gr,061 de silice. Or, c'est incontestablement à l'eau que revient ici le rôle principal, les légumes et le vin n'étant pas d'un usage constant, ni en proportion toujours égale.

Au reste, il est démontré que l'usage de l'eau distillée entrave les progrès de l'ossification chez les jeunes animaux, et les régions peu favorisées, dans lesquelles les habitants font usage d'eau presque pure, sont sujettes à des maladies endémiques, caractérisées surtout par l'arrêt du développement.

Nous avons démontré l'utilité des sels minéraux : quant aux gaz dissous dans l'eau, ils servent à lui donner une saveur agréable et à en faciliter la digestion. Il est à peine nécessaire de rappeler que l'excès des principes minéraux deviendrait un inconvénient plus grand encore que leur absence complète.

Voyons maintenant à l'aide de quels procédés on s'assure qu'une eau présente les caractères *négatifs* et *positifs* qui lui permettront de jouer un rôle utile dans l'alimentation.

Caractères tirés de l'inspection des eaux. — L'analyse chimique ne nous révèle pas d'une manière absolue la véritable composition des eaux.

D'un autre côté, l'eau renferme des éléments dont la chimie ne peut pas facilement nous rendre compte ; elle contient des matières organiques extrêmement mobiles, des organismes vivants et d'autres causes d'impuretés, il faut donc tenir compte non seulement de la composition chimique des eaux, mais aussi de leurs caractères physiques, ainsi que des plantes et des animaux qu'elles renferment.

Dès que les eaux s'altèrent, dit M. Gérardin, les poissons qui peuplent les cours d'eau éprouvent un malaise évident; ils remontent à la surface, s'engourdissent, et si l'altération persiste, ils ne tardent pas à périr.... La distinction entre les eaux saines et les eaux infectées ne peut reposer ni sur la couleur, ni sur l'odeur, ni sur la saveur, ni sur l'analyse chimique.... Une eau est saine lorsque les animaux et les végétaux doués d'une organisation supérieure peuvent y vivre. Au contraire, une eau est infectée lorsqu'elle fait périr les animaux et les végétaux doués d'une organisation supérieure, et qu'elle ne peut nourrir que des infusoires ou des cryptogames..... Toutes les herbes vertes ne sont pas également sensibles à l'action de l'eau ; le cresson de fontaine semble la plus délicate des plantes aquatiques, sa présence caractérise les eaux excellentes ; les épis d'eau et les véroniques ne poussent que dans les eaux de bonne qualité ; les roseaux, les patiences, les ciguës, les menthes, les salicaires, les scirpes, les joncs, les nénuphars, s'accordent des eaux médiocres; les carets vivent dans les eaux très médiocres ; enfin l'*arundo phragmites* est la plus robuste des plantes aquatiques, elle survit la dernière, et continue à croître et à se développer dans les eaux les plus infectes.

Parmi les mollusques : la *physa fontinalis* ne vit que dans des eaux très pures, la *valvata piscinalis* dans les eaux saines, la *limnea ovata* et *stagnalis*, le *planorbis margitatus* dans les eaux ordinaires ; la *cyclas cornea*, la *bythinia impura* et le *planorbis corneus* dans des eaux médiocres. Aucun mollusque ne vit dans les eaux infectées, ou du moins, jamais ils n'ont été observés vivants dans les eaux complètement corrompues.... On voit, par ce qui précède, que les végétaux phanérogames et les mollusques esquissent à grands traits les caractères des différentes eaux....

En d'autres termes, le meilleur réactif de l'eau, c'est l'être vivant.

QUANTITÉ D'EAU NÉCESSAIRE POUR L'USAGE JOURNALIER DANS LES DIVERSES CONDITIONS DE LA VIE.

Il est évident que la quantité d'eau indispensable pour l'usage journalier ne peut pas être appréciée avec une rigueur mathématique. L'eau, en effet, n'est pas seulement nécessaire comme boisson, mais elle sert à divers usages, et joue un rôle capital au point de vue de la propreté, dont on ne saurait exagérer l'importance en hygiène. S'il existe quelque incertitude à l'égard du chiffre qu'il convient d'établir, on doit certainement interpréter ce doute dans le sens le plus libéral. Dans les grandes villes, et plus encore dans les campagnes, la partie pauvre de la population ne se sert d'eau que pour boire. Des habitudes de malpropreté héréditaires, qui se transmettent de génération en génération, réduisent notablement la quantité d'eau nécessaire à chaque famille. Mais il importe, au point de vue hygiénique, de réagir le plus possible contre ces tendances fâcheuses. Il faut largement interpréter les données de l'expérience à cet égard ; il faut qu'il y ait trop d'eau pour qu'on en ait assez.

Le professeur Rankine adopte le chiffre de 45 litres et demi par tête pour les usages personnels, 45 autres litres pour les usages publics et industriels, enfin les villes manufacturières réclameraient 45 litres de plus, ce qui ferait en tout 137 litres par habitant. Parkes arrive au chiffre de 156 litres, ainsi décomposés : service domestique, 54 litres ; bains, 13 ; cabinets, 27 ; pertes, 13. Total, 112 litres. Service municipal, 22 litres ; eau supplémentaire pour les villes manufacturières, 22.

Avant 1870, les habitants de Paris recevaient déjà 123 litres par tête et par jour. Plusieurs villes d'Europe et même de France sont beaucoup plus favorisées. Rome donne à chacun de ses habitants 1100 litres par jour, ce qui s'explique par les énormes travaux exécutés par les anciens pour une ville qui contenait peut-être 4 millions d'habitants et qui n'en compte pas 300,000 aujourd'hui. En France, c'est Marseille, avec 470 litres d'eau par tête et par jour, qui est la ville la mieux partagée.

Les progrès que réalisent les villes au point de vue de l'arrosage des rues et des places, de l'aménagement des égouts et de la propreté générale, tendent évidemment à augmenter de jour en jour la quantité d'eau dont elles font usage. Au reste dans les pays chauds, la quantité requise est certainement beaucoup plus grande que dans les pays tempérés ou froids, d'autant plus qu'une partie de cette eau sert uniquement à rafraîchir l'atmosphère.

MOYENS PRATIQUES DE CONSERVER ET DE PURIFIER LES EAUX.

La *purification des eaux* se fait par *épuration* et par *filtration*.

Chez les Romains, il y avait, au commencement et à la fin des aqueducs, une *piscina limaria* destinée à opérer une décantation.

L'*épuration* de l'eau par le repos a été appliquée à Marseille. Les eaux de la Durance étant toujours limoneuses, on a dû, pour remédier à cet inconvénient, disposer sur le parcours du canal quatre grands bassins d'épuration, où, la pente étant insignifiante, l'eau s'écoule lentement et se débarrasse de la majeure partie du limon.

Ce procédé a le grave défaut d'exiger une superficie considérable et de ne point toujours réussir, car « pendant les jours d'orage, de pluie et de tempête, moment où la décantation est surtout utile, l'eau n'abandonne pas dans les bassins d'épuration les matières qu'elle tient en suspension. » De plus, si les eaux restent trop longtemps stagnantes, elles peuvent s'altérer.

Ce premier procédé n'étant point applicable partout, ne réussissant pas toujours, on a recours à la *filtration*, soit naturelle, soit artificielle. Les filtres naturels peuvent donner des masses d'eau destinées à toute une ville, mais une configuration spéciale du sol est encore nécessaire. On établit des tranchées au contre-bas de l'étiage, et l'eau s'y rend en traversant un terrain sablonneux perméable. Exemples : Toulouse, Lyon, Glasgow.

L'eau qui est distribuée aux particuliers doit subir une seconde épuration plus complète. Telle est l'utilité des filtres de ménage. Il en existe de différentes espèces. Ils doivent essentiellement se composer de plusieurs compartiments mobiles, formés par des couches de laine, de charbon et de sable; dans quelques appareils, l'eau est reçue sur une éponge qui la laisse tomber goutte à goutte sur les compartiments inférieurs. Enfin, il est des filtres de charbon qui sont destinés surtout à débarrasser le liquide des éléments putrides qu'il peut renfermer.

Dans les ménages parisiens, on emploie volontiers un filtre à pierre poreuse; mais cet appareil, qui n'arrête qu'imparfaitement les matières organiques, doit être très souvent nettoyé pour rendre véritablement des services. Au reste tous les filtres, quelle que soit leur disposition, doivent être souvent visités, si l'on veut qu'ils fonctionnent d'une manière satisfaisante. M. A.-J. Martin, dans un mémoire sur l'Exposition internationale sanitaire de Londres en 1881, paru dans la *Revue d'hygiène et de police sanitaire* (1881), a fait connaître un excellent filtre (fig. 48) très employé en Angleterre et en Allemagne. La dispo-

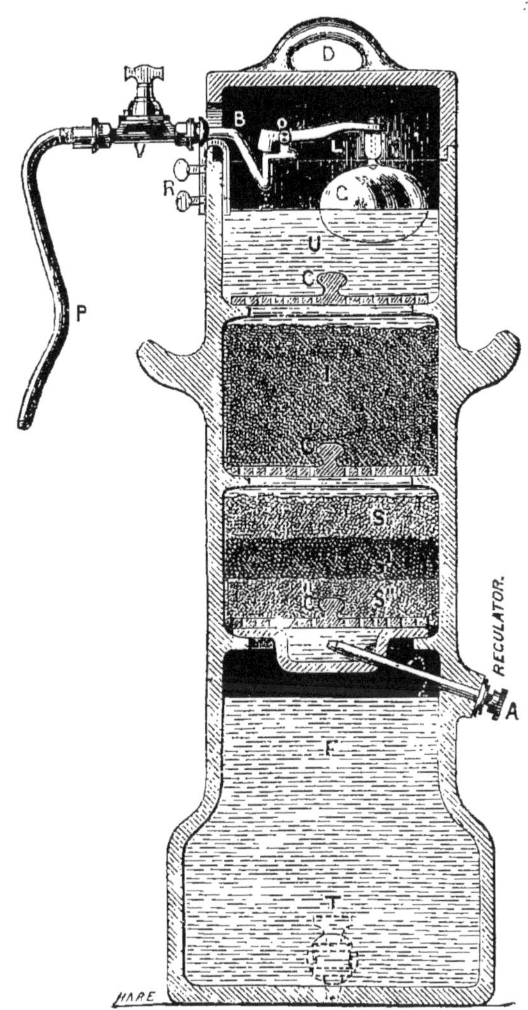

Fig. 48. — Filtre à fer spongieux, breveté, de Bischof. — A, Régulateur. — B, Robinet à globe de verre. — C, Couvercles troués séparant les divers compartiments. — D, Couvercle. — F. Eau filtrée. — G, Globe en verre. — I, Fer spongieux. — P, Tuyau d'arrivée de l'eau. — R, Écrous, — S, S', S'', Sable préparé. — T, Robinet d'arrêt. — U, Eau non filtrée. — V, Écrous du robinet.

sition reproduite ci-contre explique le fontionnement de cet appareil.

Quand les eaux sont très impures, la filtration ne suffit pas pour les assainir ; le mieux serait de n'en point faire usage. Lorsqu'on est obligé de s'en servir, il faut les distiller, ou tout au moins les faire bouillir pour détruire les organismes inférieurs dont elles sont infestées.

DISTRIBUTION DES EAUX.

Rassembler les eaux sur un point central d'où elles puissent se répandre dans les réservoirs qui alimentent les habitations privées et sur tous les points où leur présence est nécessaire, tel est le problème qui se présente aux administrateurs chargés de distribuer l'eau dans une ville. La solution a varié suivant les lieux, suivant les époques et suivant les procédés en vigueur.

Les anciens, et par ce mot il faut surtout entendre les Romains, dont les travaux à cet égard ont dépassé de beaucoup tout ce qui s'était fait avant eux, les anciens employaient de préférence des aqueducs pour transporter dans les villes les eaux des sources lointaines. On a supposé que ces travaux dispendieux reposaient sur l'ignorance des lois de l'hydrostatique. Cependant les fouilles de Pompéi, en nous révélant l'aménagement intérieur des maisons antiques, et en particulier le service des bains, ont démontré que les anciens connaissaient parfaitement le principe en vertu duquel l'eau remonte, dans un tube fermé, jusqu'au niveau de son point de départ. Il faut donc supposer que c'était dans le but d'obtenir des eaux mieux aérées, plus fraîches et plus salubres, qu'ils s'abstenaient de les faire couler dans des canaux souterrains. Au reste, à cette époque, le travail de l'homme était loin d'avoir la même valeur qu'aujourd'hui.

Les modernes ont construit quelquefois des aqueducs sur le plan des anciens; tel est, par exemple, l'aqueduc de Roquefavour, qui amène à Marseille l'eau puisée dans la Durance; celui de Montpellier, qui transporte dans cette ville les sources de Saint-Clément et du Lez; et la dérivation de la rivière Croton, pour l'alimentation de New-York. Rappelons enfin les travaux si considérables qui sont venus compléter le système des eaux de Paris.

Lorsqu'il est possible d'établir une prise d'eau à une hauteur telle qu'elle puisse couler naturellement jusqu'à l'un des points culminants de la ville qu'elle doit alimenter, la question se trouve notablement simplifiée. Mais il n'en est pas toujours ainsi : souvent il faut recourir à d'autres moyens pour amener les eaux sur les points où l'on veut les utiliser. Aujourd'hui, l'usage des tuyaux de fonte permet de faire franchir les vallées en siphon, et les machines élévatoires permettent aux villes d'employer des eaux qui coulent à un niveau plus bas que le leur. Arrivées à leur destination, les eaux sont concentrées dans des réservoirs ou châteaux d'eau.

Il faut que l'eau atteigne par sa hauteur le niveau des maisons les plus élevées, afin qu'elle puisse être distribuée à tous les étages, à moins qu'on ne préfère suppléer à cette condition par le travail des pompes. Le procédé le plus imparfait est celui des porteurs d'eau qui fonctionne dans une grande partie de

Paris. C'est un système destiné à disparaître devant les progrès de l'administration municipale.

Mais l'un des points qui intéressent le plus directement l'hygiéniste est celui de l'action des eaux sur les conduits qui servent à les transporter. Jusqu'à ces derniers temps, ce sont des tuyaux en plomb qui ont presque exclusivement rempli cet office. Mais il est aujourd'hui démontré que l'eau dissout ce métal en quantité appréciable, et cela avec d'autant plus d'énergie qu'elle est plus pure et plus oxygénée. Par contre, les eaux riches en acide carbonique, en carbonate et en sulfate de chaux, paraissent agir beaucoup moins sur les tuyaux de plomb. Des observations nombreuses attribuent une action protectrice très considérable à l'acide carbonique dissous ; il se forme, en effet, en présence de ce gaz, du carbonate de plomb, sel éminemment insoluble. Il paraît aussi que le plomb, au contact d'un autre métal, fer, zinc, étain, se dissout beaucoup plus rapidement en présence de l'eau; dans ces conditions, en effet, il se forme un courant galvanique. Voilà pourquoi les tuyaux en zinc, qu'on a cherché quelquefois à substituer aux tuyaux en plomb, abandonnent une quantité considérable de ce dernier métal aux eaux qui les traversent, car le zinc employé pour les travaux de ce genre renferme presque toujours une proportion plus ou moins forte de plomb.

La proportion de ce métal qui suffit pour déterminer des accidents toxiques a été diversement estimée, mais il est certain qu'elle est très faible. Dans le cas célèbre de la famille de Louis-Philippe à Claremont, la quantité de plomb trouvée dans les eaux dont se servait la famille s'élevait à 7 dixièmes de grain par gallon. (Le gallon représente environ 4 litres et demi.) Cette quantité de plomb produisit des accidents chez un tiers des personnes qui faisaient usage de ces eaux insalubres.

Dans certains pays, l'eau traverse des conduites en bois (Genève), mais elle contracte invariablement une saveur désagréable due à la présence de matières organiques en décomposition. En somme, le procédé le plus irréprochable paraît consister à employer des tubes en fonte ou en fer, revêtus intérieurement d'un enduit protecteur.

DES EAUX IMPURES OU MALSAINES (EAUX D'ÉGOUT, EAUX INDUSTRIELLES. — EAUX DE MARAIS).

Origine. — Les eaux qui traversent les égouts sont dérivées d'une multitude de sources diverses et qui sont loin d'être les mêmes dans les différentes localités qui sont pourvues d'un réseau plus ou moins régulier de canaux souterrains.

Les égouts reçoivent la pluie qui vient inonder les rues en temps d'orage, les eaux ménagères provenant des habitations privées, les résidus des opérations industrielles, enfin, dans la plupart des cas, les excréments solides et liquides des hommes et des animaux.

L'eau des égouts est visiblement impure. Elle contient non seulement des matières en solution, mais surtout une quantité énorme de corps flottants.

On a cherché à épurer les eaux d'égout par des procédés *mécaniques*, par des procédés *chimiques* et par des procédés *agricoles*.

Les *procédés mécaniques* sont surtout le *barrage*, la *filtration* et la *décantation*.

Mais le liquide qui s'écoule des bassins collecteurs est encore chargé de matières organiques fermentescibles et putrides en dissolution. Et la formation de bassins aussi considérables que ceux que nécessiterait l'épuration d'une rivière infectée par une grande capitale donnerait lieu à un foyer de maladies pestilentielles qui pourrait exercer l'influence la plus fâcheuse sur la santé de la population environnante.

Les procédés *chimiques* sont extrêmement nombreux; ils ont pour but de précipiter les matières organiques dissoutes, ce qui permet alors de laisser écouler les eaux sur la voie publique, tandis que le précipité recueilli au fond des bassins est employé comme engrais. Mais on a constaté que ce procédé ne faisait disparaître qu'un tiers des produits nuisibles renfermés dans l'eau d'égout, laissant subsister les deux autres tiers qui vont empoisonner les rivières.

Il est donc évident que ce n'est point encore là qu'il faut chercher la solution du problème; on l'a trouvée dans l'*action du sol*.

Il est aujourd'hui démontré que les eaux d'égout, distribuées par l'irrigation sur un sol perméable et suffisamment cultivé, abandonnent leurs principes fermentescibles aux couches qu'elles traversent et deviennent ainsi l'un des engrais les plus puissants. Les eaux qui s'écoulent, après avoir traversé les terrains cultivés, présentent un état de pureté comparable à celui des bonnes eaux potables.

Nous citerons les expériences si concluantes qui ont été pratiquées dans la plaine de Gennevilliers, qui constitue un immense filtre naturel, éminemment propre à absorber et à purifier les eaux impures. L'eau des puits ou des drains qui provient de la nappe souterraine *est plus pure que celle de la Seine en amont des collecteurs.*

L'épuration a été aussi satisfaisante que possible. Quant aux résultats donnés par la culture, on reconnaît à l'unanimité qu'ils sont excellents.

Les plaintes qui se sont élevées au sujet de cette grande opération, nous paraissent peu fondées, et d'ailleurs, le principe étant démontré, tout se réduit à une question de proportion. Il est évident qu'un terrain quelconque, surtout s'il n'est pas drainé, ne peut absorber et détruire dans un temps donné, qu'une quantité donnée de matières organiques.

Au reste les tentatives de ce genre se multiplient autour de toutes les grandes villes; à Breslau, à Dantzick, à Berlin, des domaines étendus et stériles ont été soumis à l'action fertilisante des eaux d'égout, et partout les résultats ont répondu à l'attente de l'administration qui a entrepris ces travaux.

Eaux d'étangs et de marais. — La composition de ces eaux est fortement altérée, leur goût fade et marécageux, et leur action nuisible à la santé.

Il est donc évidemment dangereux de les utiliser pour les usages alimentaires. C'est là pourtant ce qui arrive dans un grand nombre de pays et même dans le nôtre. Non seulement les habitants de plusieurs petites localités rustiques font usage de l'eau des étangs qu'ils ont à leur portée, mais à Versailles, aux portes même de Paris, une partie de la population boit les eaux des étangs destinées par Louis XIV à fournir de l'eau aux jardins du palais.

Lorsqu'on est réduit par la nécessité à faire usage des eaux stagnantes, il sera bon d'imiter l'exemple des Chinois et de s'en servir pour préparer des infusions de thé ou de café ou de plantes aromatiques. En portant le liquide à l'ébullition, on détruit les infusoires microscopiques qu'il renferme. En masquant sa saveur désagréable, on le rend plus facile à consommer.

Il est bien entendu qu'on ne doit jamais confondre un marais, quelle que soit son étendue, avec un lac. Ce dernier, traversé par un ou plusieurs fleuves, n'est point composé d'eaux stagnantes.

EFFETS NUISIBLES DÉTERMINÉS PAR L'USAGE DES EAUX MALSAINES

Les eaux potables, lorsqu'elles sont impures, peuvent devenir l'origine d'un grand nombre de maladies. On comprend sans peine l'immense influence de l'eau que boit une population, sur la santé générale. Un liquide qui joue un si grand rôle dans l'alimentation doit nécessairement, à la longue, imprégner l'économie et en modifier la vitalité de la manière la plus puissante.

Aussi les eaux minéralisées par certaines substances ont-elles toujours été considérées comme l'une des causes les plus puissantes d'un grand nombre d'affections diverses. Il est extrêmement probable que l'influence des eaux qui possèdent une minéralisation trop forte, exerce dans beaucoup de cas une influence plus occulte, mais non moins délétère sur la santé. Nous ne pouvons pas toujours supposer que les effets d'une eau impure seront toujours immédiats et se produiront sous une forme violente. Il arrive bien souvent que les effets ne se manifestent que graduellement, qu'ils échappent aux observateurs superficiels, et cependant leur influence sur la santé des populations est incontestable.

Mais si la minéralisation excessive des eaux potables peut avoir de fâcheuses conséquences, il n'est pas douteux que les matières organiques exercent à cet égard une influence bien plus délétère encore.

Selon toute probabilité, les germes de plusieurs maladies sont directement transportés par les eaux qui reçoivent les déjections des malades et fournissent un véhicule des plus commodes pour la transmission de la semence pathologique.

Rien n'est plus grave, en effet, que la présence de

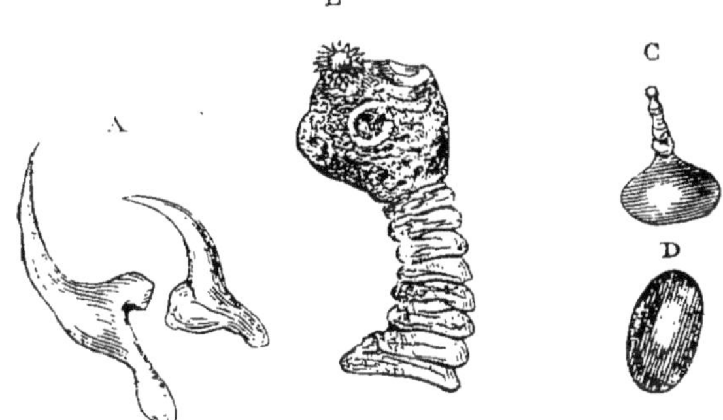

Fig. 49. — Cysticerque ladrique. — De grandeur naturelle en C et en D. — En B, l'animal est considérablement grossi et montre la tête avec les 4 ventouses, la double couronne de crochets et suivie du cou ridé. — En A, deux crochets, un de chaque rangée, considérablement grossis. (Beauregard et Galippe).

matières excrémentitielles dans les eaux qui servent à la boisson. Par leur décomposition, même en les supposant normales, les déjections donnent naissance à une foule de produits putrides dont l'action toxique ne saurait être contestée. C'est ainsi probablement que s'expliquent les cas de diarrhée si souvent observés chez les individus qui boivent des eaux contaminées par le voisinage des fosses d'aisances. Mais on a été plus loin, et l'on a prétendu que pour beaucoup de maladies, il existait un élément spécifique qui pouvait être communiqué directement par l'usage d'une eau contaminée.

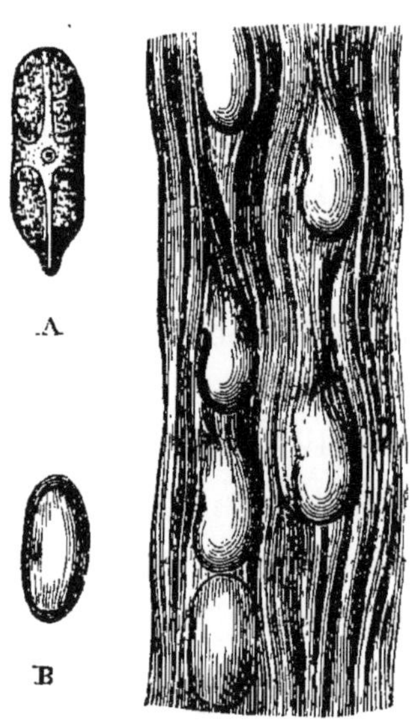

Fig. 50. — Fibres musculaires (C) renfermant les vésicules du Cysticerque. — A, C, Vésicules oblongues ou isolées du kyste adventif; elles sont pourvues d'une ouverture par où l'animal porte au dehors la tête et le cou (Laboulbène).

Il est probable que diverses affections peuvent être transmises de cette façon. Le fait semble démontré pour le choléra; il est probable pour la dysenterie; il est en pleine discussion pour ce qui touche à la fièvre typhoïde.

Il en est à plus forte raison de même pour tout ce qui touche à la dissémination de certains entozoaires; leurs œufs peuvent se trouver ainsi portés dans le canal alimentaire ou bien être absorbés par des animaux de boucherie qui deviennent à leur tour une source d'infection. C'est ce qui a lieu pour le tœnia ou ver solitaire. Les porcs, en buvant dans les mares où les œufs du tœnia ont été entraînés par la pluie, y contractent une maladie qu'on appelle la ladrerie, maladie qui consiste

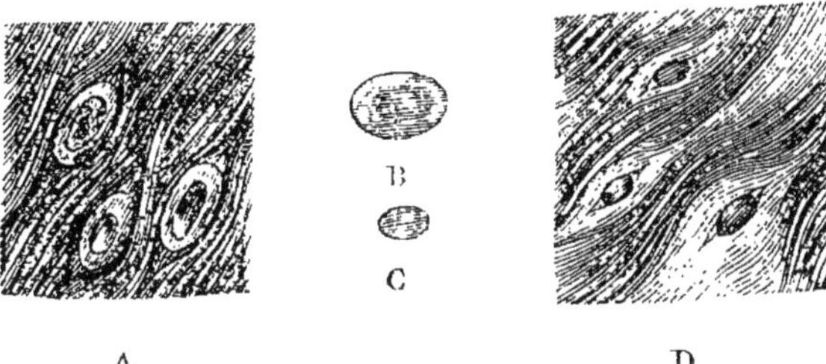

Fig. 51. — A, Morceau de viande fraîche de porc farci de cysticerques ladriques. — B, Cysticerque ladrique frais isolé. — D, Morceau de viande salée et séchée (porc) farci de cysticerques ladriques. — C, Un de ces cysticerques isolés (Beauregard et Galippe).

dans la présence dans l'organisme du porc de petits helminthes nommés cysticerques. Pour que

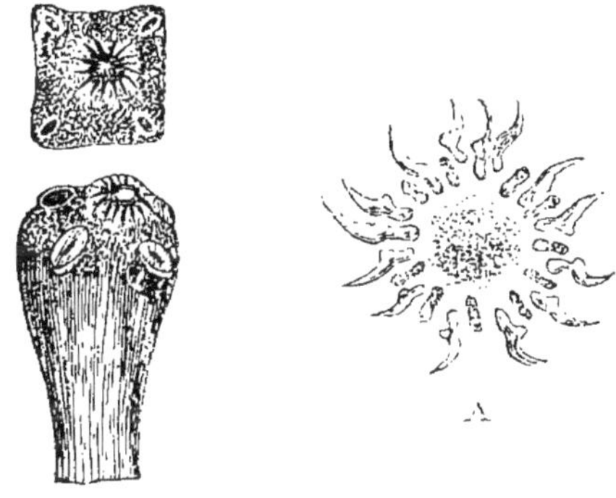

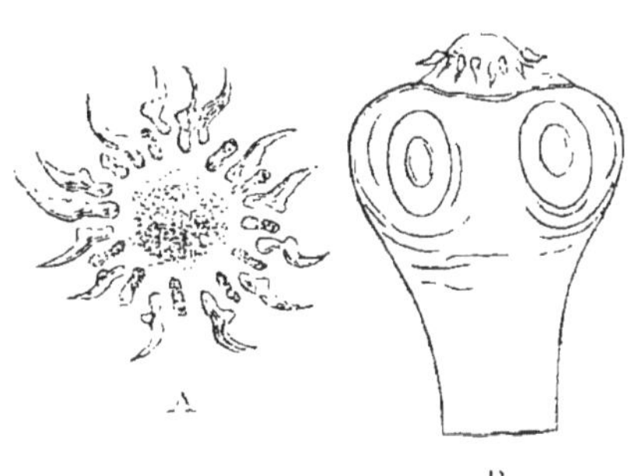

Fig. 52. — Tête du tœnia armé de l'homme (grossi 12 fois) (Davaine).

Fig. 53. — A, milieu de la tête du tœnia armé, très grossi, vue de face par le haut et montrant la double couronne de crochets ; plusieurs de ces crochets sont tombés sur la partie supérieure ou couronne interne, leur place est indiquée par du pigment. — B, Tête grossie du tœnia armé avec le rostellum ou proboscide avancé et une double couronne de crochets (Laboulbène).

l'homme prenne le tœnia, il faut qu'il avale la viande d'un animal ladre, c'est-à-dire atteint de cysticerques. Le tœnia, pour être transmis d'un homme à un autre homme, est obligé de passer par ce qu'on appelle une génération alternante qui, pour le tœnia armé, a le porc comme intermédiaire : Le porc avale un œuf de tœnia ; dans son corps, cet œuf devient un cysticerque, et l'homme, mangeant cette viande de porc infectée de cysticerques, est atteint de tœnia. Ce fait a été démontré par de curieuses expériences sur une femme condamnée à mort pour assassinat.

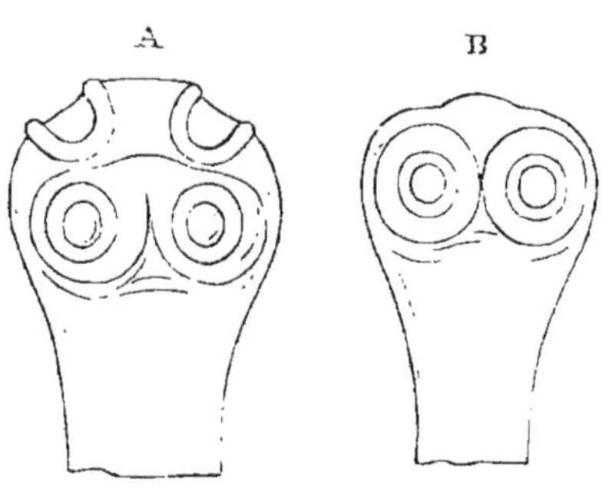

Fig. 54. — Tête grossie du tœnia inerme en A, vue un peu penchée en avant et montrant la disposition des quatre ventouses. — B, la tête est vue de profil.

Kuchenmeister a fait avaler à cette femme, à son insu, un certain nombre de cysticerques fournis par un porc ; 12 dans du boudin, et 18 dans du riz 84 heures avant la mort ; 15 dans un potage au vermicelle 36 heures avant ; 12 dans des saucisses 24 heures avant, et 18 dans de la soupe 12 heures avant. Cette femme prit donc 75 cysticerques. Son autopsie fut faite 48 heures après l'exécution. On trouva

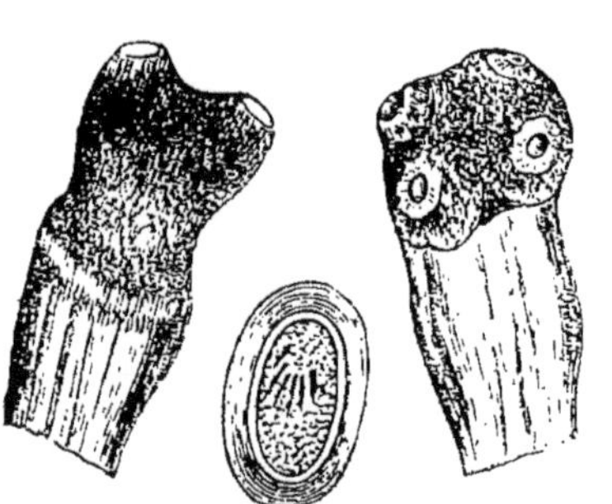

Fig. 55. — Tête du tœnia inerme de l'homme (grossi 5 fois) ; ovule du même tœnia (grossi 349 fois) (Davaine).

dans l'intestin, fixés à la muqueuse, 4 petits tœnias munis de leurs crochets ; on découvrit dans l'eau qui avait servi à laver les intestins 6 jeunes tœnias. D'autres expériences semblables ont également été faites ; Leucart a donné à un jeune homme d'une trentaine d'années qui s'y était prêté de bonne grâce, un certain nombre de cysticerques tirés d'un porc ladre ; au bout de 2 mois, ce jeune homme avait le tœnia.

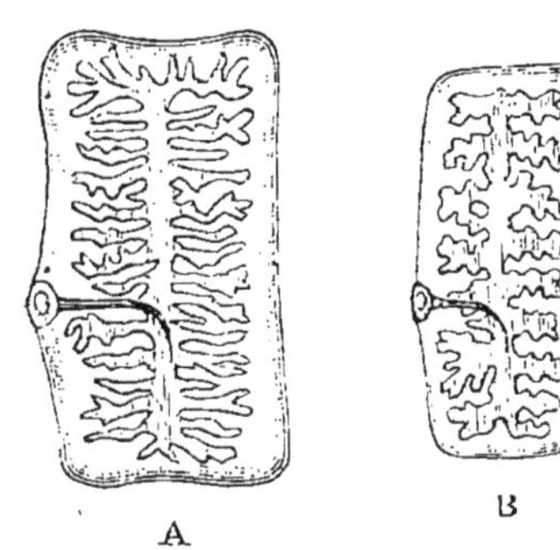

Fig. 56. — A. Cucurbitin grossi du tœnia inerme. — B. Cucurbitin grossi du tœnia solium ou tœnia armé (Beauregard et Galippe).

Il ne faudrait pas croire que la viande de porc soit la seule qui puisse donner le tœnia ; le bœuf ou le veau ladre, c'est-à-dire infecté d'un cysticerque donne également un tœnia, mais celui-ci est inerme et ne présente pas les crochets du tœnia armé.

XI. — DES ALIMENTS ET DE L'ALIMENTATION

On donne le nom d'*aliment* à toute substance qui, introduite dans le tube digestif, peut servir, d'une manière quelconque, à réparer les pertes de l'économie.

Pour être complète, l'alimentation doit être *variée*. Mis directement en présence des éléments chimiques qui constituent ses tissus, l'organisme ne saurait en tirer parti; mais c'est après un travail préalable que ces substances, dissoutes, modifiées et dissociées par la digestion, se trouvent réduites à l'état où elles peuvent servir utilement à la nutrition.

Toutefois pour réparer les pertes de nos tissus, des produits d'origine et de composition diverses sont nécessaires, et plusieurs substances différentes doivent concourir à ce but. Nous ne voulons point rappeler les expériences célèbres, aujourd'hui tombées dans le domaine public, qui ont démontré l'inefficacité nutritive, non seulement des corps ternaires, mais encore des composés quaternaires, pris isolément. (Les corps ternaires sont constitués par de l'oxygène, de l'hydrogène et du carbone ; les corps quaternaires renferment de l'oxygène, de l'hydrogène, du carbone et de l'azote).

Si la viande et le lait sont des aliments complets, c'est en raison même de la multiplicité et de la diversité des éléments que renferment ces deux substances.

Les principes alimentaires sont :

1° Des matières quaternaires ou azotées ;

2° Des matières ternaires ;

3° Des matières minérales.

A. Matières quaternaires ou azotées. — Les matières azotées sont, en général, des corps complexes, fixes, incristallisables, fort altérables par les réactifs ; les uns insolubles, les autres solubles. Ces derniers deviennent insolubles en se coagulant dans l'eau par l'action de la chaleur ou des acides ; très variables de propriétés, ils ont cependant une composition à peu près semblable. Elle se rapproche de la formule suivante :

Carbone	52 à 54
Hydrogène	6 à 7
Oxygène	24 à 33
Azote	15 à 16
Soufre et phosphore	quantité variable et peu considérable.

Les principales matières azotées sont :

L'*albumine* des œufs d'oiseaux ou de poissons ;

La *caséine* ou albumine du lait, ainsi que l'albumine végétale ;

La *myosine* des muscles ;

La *glutine*, substance végétale ;

La *gélatine* des os.

B. Matières ternaires. — Les *matières ternaires* sont les corps organiques formés de carbone, d'hydrogène et d'oxygène. Elles comprennent les *corps gras* et les *corps hydrocarbonés*.

1° *Corps gras*. — On donne le nom de *corps gras* à un ensemble de principes naturels présentant des caractères communs ; ils sont liquides ou facilement fusibles, et plus légers que l'eau, dans laquelle ils sont insolubles.

Il existe dans l'œuf, le sang, le cerveau, la laitance, des graisses phosphorées nommées *lécithines*.

2° *Corps hydrocarbonés*. — Les principaux sont l'*amidon*, la *dextrine*, les *sucres*, les *gommes* etc., qui semblent résulter de l'union du carbone avec une molécule d'eau, composée elle-même d'hydrogène et d'oxygène.

C. Matières minérales. — Ce sont ordinairement les corps suivants: chlorure de sodium, carbonate de chaux, phosphate de potasse, de soude et de chaux.

Règle générale, les aliments suffiront pour nous

donner les substances minérales qui s'éliminent en petite quantité. Quant à celles dont nous perdons chaque jour un poids notable, elles devront être ajoutées à notre alimentation ; nous citerons comme exemple le chlorure de sodium ou sel marin.

ALIMENTS D'ORIGINE MINÉRALE, VÉGÉTALE ET ANIMALE.

A. Aliments d'origine minérale. — Ils jouent un rôle capital, différent, sans doute, de celui des autres

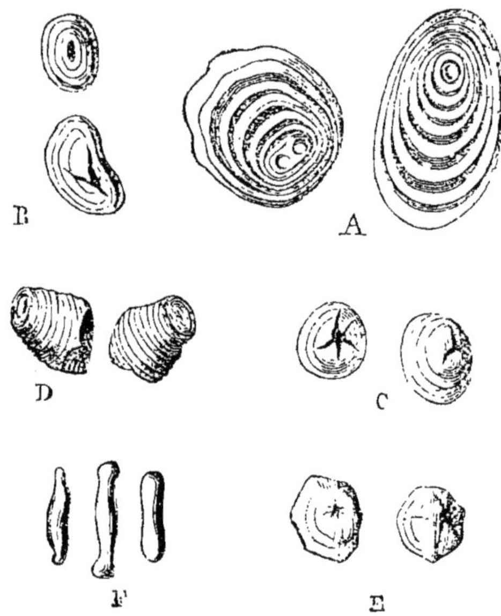

Fig. 59. — Fécules diverses. — A, Fécule de pomme de terre. — B, Amidon de blé. — C, Fécule de lentille. — D, Arrow-root. — E, Maïs. — F, Fécule de suc d'Euphorbia (Beauregard et Galippe).

aliments, mais toutefois facile à constater. Nourrissez, en effet, des pigeons ou des chiens avec de la viande complètement privée, par le lavage, de sels solubles : la mort arrive dans un délai de vingt à trente jours.

B. Aliments d'origine végétale. — Les végétaux contiennent de l'*azote*, mais presque toujours en petite quantité ; il est cependant des plantes qui sont assez riches en matière protéique. Nous citerons, comme exemple, le blé et les céréales. Remarquons, en passant, que les substances azotées d'origine végétale introduisent dans le sang deux fois moins d'azote que celles qui proviennent des animaux, tout

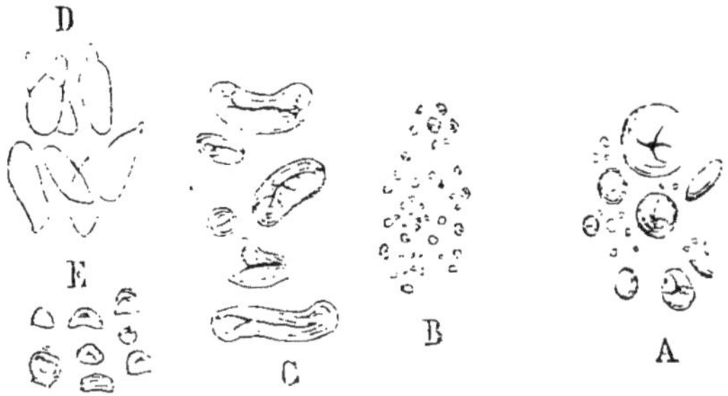

Fig. 60. — Diverses fécules (grossissement 100 diamètres). — A, Amidon de seigle. — B, Farine de riz. — C, Fécule des légumineuses. — D, Arrow-root de Travencore. — E, Fécule de tapioca (Beauregard et Galippe).

en ayant été absorbées en même quantité, ce qui prouve que la valeur nutritive d'un aliment ne peut pas être déterminée uniquement d'après sa composition chimique élémentaire. Mais ce qu'on recherche surtout dans les aliments d'origine végétale, ce sont les corps ternaires l'*amidon*, les *corps gras* (huiles, etc.), le *sucre* et ses dérivés ; enfin quelques autres principes d'une importance secondaire.

L'*amidon* se rencontre surtout dans les graines ; ce sont, comme on le sait, les céréales qui en renferment la plus forte proportion. On en trouve aussi en grande quantité dans les graines de plusieurs légumineuses (fèves, haricots, pois, lentilles, etc.), et de certaines autres plantes. La fécule peut exister aussi dans les racines; pour la pomme de terre, elle se trouve dans le tubercule, qui n'est pas une racine mais une tige souterraine (fig. 59, 60 et 61).

Les *corps gras* sont répandus dans presque tout le règne végétal, mais en quantité très variable. C'est surtout dans les cotylédons qu'ils sont accumulés en abondance ; certains fruits en renferment dans leur péricarpe (olive).

Le *sucre* se rencontre surtout dans les fruits et

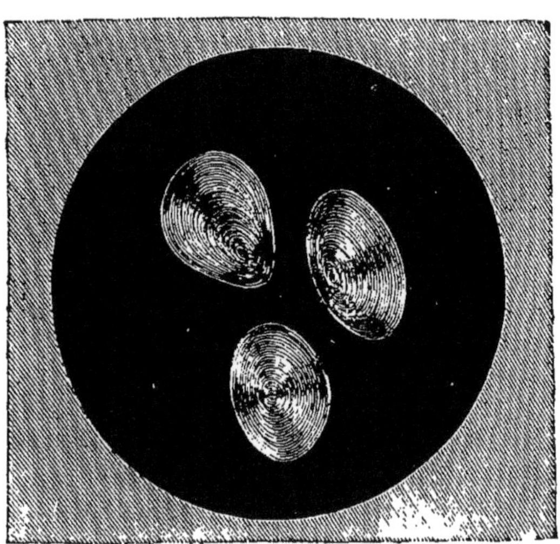

Fig. 61. — Fécule de pomme de terre vue à la lumière polarisée (Beauregard et Galippe).

plus spécialement dans ceux qui sont faiblement acides. Enfin le sucre cristallisable existe en abondance dans les tiges et les racines de certains végétaux (sorgho, canne à sucre, betterave, carotte, navet, etc.).

Toutes les parties des végétaux peuvent, suivant les circonstances, servir à l'alimentation : on utilise surtout les graines et les fruits, mais on se nourrit aussi de leurs feuilles, de leurs racines avec leurs appendices, de leurs tiges, de leurs fleurs, etc. Pour introduire un peu d'ordre dans la description des aliments de ce genre, on les divise généralement en

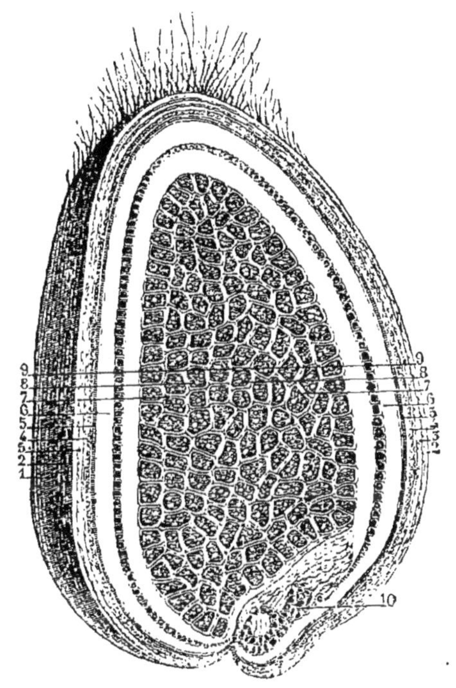

Fig. 62. — Grain de blé vu en coupe (Pennetier).
1, 2, 3, 4, couches du péricarpe. 5, tégument de la graine. — 6, 7, 8, 9. albumen. — 10, embryon (grossissement de 300 fois en diamètre).

céréales, en *légumes* et en *fruits*. Cette division n'offre aucun caractère scientifique.

Céréales. — Les principales sont : le *blé* (fig. 62), le *seigle*, l'*orge*, l'*avoine*, le *riz* et le *maïs*, dont on fait un si grand usage aux États-Unis. On peut y joindre le *sarrasin*.

Ces aliments contiennent plus de moitié de matière amylacée et une quantité considérable de matière protéique, surtout du gluten.

Les cendres renferment des sels à base de potasse et une grande quantité d'acide phosphorique.

Légumes. — Le mot *légume* sert à désigner, dans le langage usuel, des plantes ou parties de plantes diverses qui peuvent servir à l'alimentation. On utilise quelquefois le végétal tout entier (champignons) : mais le plus souvent, c'est une partie de la plante qui sert à cet usage, les racines, les feuilles, les fleurs, les fruits, les tubercules, les turions, (asperges), etc.

Les racines des légumes ou leurs appendices sont souvent très riches en fécule et jouent un rôle immense dans l'alimentation de bien des peuples. Pour ne signaler que celles qui sont d'un usage commun en Europe, nous indiquerons : la *pomme de terre* (tubercule), le *navet*, la *rave*, la *betterave*, le *salsifis*, la *scorsonaire*, la *carotte*, le *topinambour*. On cultive avec succès l'*igname* en Algérie.

Il est fort important de connaître les légumes qui ne renferment point d'amidon et qui peuvent utilement figurer dans le régime de certaines maladies (diabète, obésité, etc.). Ce sont la laitue, les chicorées, l'oseille, les épinards, les asperges, les artichauts, les poireaux ; l'oignon blanc, les choux-fleurs et les choux n'en contiennent que des traces légères.

Une bonne alimentation comporte nécessairement un usage modéré des légumes. Associés à la viande et au pain, ils en facilitent la digestion par leurs sucs acides ; ils agissent comme excitants par les composés sulfureux et les autres matières sapides qu'ils renferment. Enfin, par leur richesse en eau, par la masse de leur résidu fixe en cellulose, ils forment un bol alimentaire volumineux, condition utile à deux points de vue: d'abord parce qu'elle combat la constipation en distendant l'intestin, qui se contracte d'autant mieux que son calibre est plus rempli; et ensuite en calmant, par le fait même du volume, la sensation de la faim chez les sujets vigoureux habitués au travail au grand air et à la vie rustique.

D'un autre côté, une alimentation exclusivement basée sur ces végétaux est affaiblissante dans une certaine mesure, en raison de la résistance plus grande qu'ils opposent à la digestion, et ne peut convenir qu'aux individus doués d'une vigoureuse santé et de longue date habitués à une nourriture grossière.

Fruits. — Ce mot, comme celui de légumes, appartient à la langue usuelle. Les fruits des céréales et des légumineuses ne sont point compris dans ce terme.

Les fruits sont encore moins aptes que les légumes à former isolément la base d'une bonne alimentation; mais, par leurs principes acides et sucrés, par leur saveur aromatique souvent très agréable, ils sont excitants de la digestion, calment la soif et peuvent produire des effets laxatifs.

C. Aliments d'origine animale. — Les aliments tirés du règne animal sont très riches en azote et en matériaux plastiques. Aussi sont-ils considérés comme la base principale d'une alimentation substantielle. Ils contiennent aussi une quantité de graisse fort variable, suivant les espèces, et souvent très considérable. On y trouve enfin des matières extractives et des produits aromatiques qui donnent à la chair de chaque espèce une saveur toute spéciale.

La chair des mammifères et des oiseaux nous fournit ce qu'on appelle la *viande*.

Les viandes sont *rouges* (bœuf, mouton); *blanches* (poulet, dinde, pigeon); *noires* (lièvre, sanglier, chevreuil).

ALIMENTS USUELS. — FARINE. — PAIN. — VIANDE. — ŒUFS. — LAIT. — BEURRE. — GRAISSE. — HUILE. —LÉGUMES. — FRUITS. — ALCOOL. — VIN. — BIÈRE. — CIDRE. — THÉ. — CAFÉ. — CHOCOLAT. — LEURS QUALITÉS NUTRITIVES.

Farine. — La farine peut être fabriquée avec toutes les graines de céréales dont nous avons parlé, mais nous nous occuperons seulement de la farine de froment.

Toute farine est, en général, un mélange d'amidon, de gluten, de dextrine, de sucre, de graisse et de matières minérales fixes.

On sait que, dans la préparation de la farine de première qualité, le son est presque complètement éliminé. Certains auteurs se sont demandé s'il n'y avait point là, sous le rapport nutritif, une perte à subir. Il est certain, toutefois, que le pain fabriqué avec de la farine très pure est d'une digestion plus facile.

Pain. — Le produit de la cuisson de la farine des céréales, après mélange d'eau et addition de sel et de levain, constitue le *pain*.

Pendant la cuisson, il y a dégagement d'acide carbonique; si la farine employée contient assez de gluten, le dégagement se fait en soulevant la masse et donne un pain bien levé et d'une digestion facile.

Toutes les farines ne seront donc point aptes à donner un pain de bonne qualité : la farine de riz, par exemple, contient trop peu de gluten pour subir les fermentations nécessaires à la panification.

La fermentation est nécessaire dans la préparation du pain ; aussi ajoute-t-on au mélange de farine et d'eau, à la pâte, du *levain*. Le mélange doit se faire dans un endroit où la température soit de 20° à 25°.

Le levain, faisant corps avec la pâte, réagit sur l'amidon et le sucre, qu'il transforme en alcool et en acide carbonique qui tend à se dégager ; le gluten de la farine le retient, et les produits gazeux, soulevant la pâte, y forment de petites bulles.

On enfourne les pains de façon à les porter brusquement à une température de 260° environ. La croûte se produit à une température de 210°, tandis que la mie n'atteint guère que 100°.

Nous ne pouvons point étudier ici toutes les différentes espèces de pains. Nous citerons cependant les principales.

Les *pains de gruau* sont fabriqués avec des farines dites *de gruau blanc;* plus blancs que les pains ordinaires, ils contiennent plus de gluten, mais moins de phosphates et de substances azotées non extensibles.

Les *pains viennois* résultent de la substitution de 1 partie de lait et de 4 parties d'eau à l'eau de pétrissage.

Les *petits pains au lait* sont faits avec du lait presque pur.

Les *croissants* contiennent 1 ou 2 œufs par kilogramme de farine.

Le *pain de gluten* s'obtient par addition de gluten qu'on dissémine dans la pâte au moment du pétrissage.

Le *biscuit de mer* est préparé avec de la farine de blé et 1 dixième d'eau ; cette sorte de pain est en tablettes percées de trous espacés de cinq à six centimètres, laissant échapper une partie du gaz pendant la cuisson. Il perd ainsi la faculté de lever.

VIANDE. — La *viande* est surtout formée par la chair musculaire des ruminants, et sous le nom de viande de boucherie on comprend généralement le bœuf et le mouton.

La chair musculaire que nous mangeons est un aliment complexe contenant principalement de la *myosine* coagulée ou *musculine*. Cette substance se dissout dans l'acide chlorhydrique, ce qui explique pourquoi elle se digère facilement (le suc gastrique sécrété par l'estomac renfermant de l'acide chlorhydrique).

C'est une erreur de croire que le jus de viande en représente toute la partie alimentaire. C'est la chair musculaire, c'est la partie solide, insoluble dans l'eau, mais soluble dans les sels de l'estomac qu'il faut manger et digérer pour tirer un profit complet de la viande.

Considérée comme aliment, la viande présente des avantages tellement considérables qu'on doit la regarder comme la plus substantielle de toutes les espèces de nourritures.

On peut cuire la viande devant le feu (*rôtie*), dans l'eau bouillante (*bouillie*) ou par la vapeur (*à l'étuvée*).

Le *bouilli* est très inférieur au rôti, comme matière alimentaire; la viande, en effet, est profondément modifiée par le contact prolongé de l'eau bouillante qui dissout les parties solubles. C'est la réunion de ces diverses substances qui constitue le *bouillon*. La viande qui reste est plus ou moins fade ou coriace, mais elle contient la presque totalité de la musculine, c'est-à-dire de la portion essentiellement nutritive. Le bouilli est donc un aliment suffisant pour des estomacs vigoureux, mais il est toujours d'une digestion plus difficile que la viande rôtie.

Les substances dissoutes dans le bouillon n'appartiennent pas au groupe des matières plastiques. Le bouillon n'est donc pas un aliment, mais un excitant des organes digestifs, il favorise la sécrétion des glandes de l'estomac et forme une préface très convenable à un repas sérieux. Il n'est donc réellement utile que lorsqu'il est très agréable.

Extraits de viande. — On a beaucoup exagéré la valeur nutritive des extraits *Liebig*.

S'il fallait en croire les prospectus revêtus de cette illustre signature, le professeur aurait pris la peine d'analyser lui-même les produits offerts au commerce. Il est mort aujourd'hui, mais la vogue malheureuse que le charlatanisme a donnée à l'*extrait de viande Liebig* est loin d'être épuisée. Il est bon de prévenir le public que non seulement les extraits de viande ne sont pas des aliments, mais que, pris à dose un peu forte, ils constituent un véritable poison.

Ces effets sont dus, selon toute apparence, à la quantité considérable de chlorure de potassium et d'autres sels de potasse que renferme l'extrait Liebig.

On voit, par conséquent, que les extraits de viande, et surtout celui de Liebig, n'ont pas la valeur qu'on leur a attribuée, soit comme aliment, soit comme condiment, et qu'ils ont surtout rendu service aux industriels qui les ont exploités.

Œufs — Le poids moyen du blanc d'œuf est de 24 grammes ; celui du jaune, de 15 grammes.

Peu cuit, l'œuf est d'une digestion facile : c'est un bon aliment, car il contient beaucoup d'albumine et de graisse, mais il manque d'hydrate de carbone. En y ajoutant du pain, on obtient un aliment complet.

Lait. — Le lait peut être considéré comme une émulsion d'un corps gras (*beurre*) dans un milieu légèrement alcalin.

La solution contient une matière sucrée, la *lactose* ou *lactine*, et des matières albumineuses : la *caséine* et l'*albumine*. Alcalin au premier moment, il devient facilement acide. Il y a formation d'*acide lactique* d'abord, puis d'*acide acétique*.

C'est un aliment complet et d'une digestion facile.

Comme dans toute émulsion, la matière grasse a tendance à se séparer ; le beurre vient donc, au bout de quelque temps, former une couche appelée *crème*. La couche inférieure, *sérum*, est une solution de sucre, d'albumine, de caséine et de sels.

Altération du lait. — Le lait est un liquide éminemment mobile. Il s'altère plus promptement en été qu'en hiver, en temps d'orage qu'en temps ordinaire.

La conservation du lait est un problème qui a été résolu de bien des manières. On sait que l'un des premiers phénomènes qui caractérisent la décomposition de ce liquide est la transformation du sucre de lait en acide lactique. La présence d'un peu d'acide accélère singulièrement ce travail ; en d'autres termes, les premières portions d'acide lactique se forment beaucoup plus lentement que les autres. Il est donc de la plus haute importance de neutraliser l'acide dès qu'il est formé; voilà pourquoi le bicarbonate de soude en faible quantité est l'un des meilleurs préservatifs connus.

Le lait bouilli ne subit pas la transformation dont nous venons de parler : l'ébullition est donc un excellent moyen de conservation.

On peut aussi conserver le lait par un procédé tout opposé, c'est-à-dire en le maintenant à une température basse (7 à 8°). Mais il ne faudrait pas compter en pareil cas sur une conservation indéfinie. Dans les régions polaires, en Sibérie, etc., le lait est souvent gelé en hiver; il se conserve alors indéfiniment et peut se transporter en morceaux d'un endroit à l'autre.

Qualités du lait — Il existe une différence, qui cependant a été exagérée, entre les diverses races qui constituent la même espèce. Pour ne parler que de la vache, on sait que les vaches de Bretagne ont un lait très riche en crème et par conséquent en beurre. On cite les vaches d'Aurigny (îles anglaises de la Manche) comme offrant le type d'un lait riche en matières grasses, tandis que d'autres races, celles surtout qui ont les cornes très développées, ont un lait où la caséine surabonde.

Quant à l'influence de la nourriture, elle est incontestable. Les animaux nourris avec des carottes ou des betteraves fournissent beaucoup plus de sucre par la sécrétion lactée que ceux qui mangent du foin. On a pu introduire dans l'alimentation des bestiaux des médicaments, tels que le mercure, l'iode et l'arsenic, qui se sont retrouvés en grande partie dans le lait. Le lait des vaches qui paissent en liberté est très supérieur à celui des animaux qui passent leur vie dans une étable. Enfin, l'influence des climats n'est pas douteuse ; elle peut, indépendamment des qualités de race, expliquer la grande différence qui existe entre les vaches laitières de divers pays. Nous en citerons un exemple frappant.

La Compagnie génevoise de colonisation en Algérie a cherché pendant longtemps à introduire dans ses domaines, à Sétif, les procédés de culture européens. Entre autres essais, on y a transporté des vaches excellentes laitières, pour remplacer les vaches arabes, extrêmement inférieures sous ce rapport; mais au bout de peu de temps, malgré les soins et la nourriture qu'elles recevaient, les vaches suisses sont tombées au même degré d'infériorité que le bétail indigène.

L'état de santé des animaux exerce sur le lait une influence qu'il est difficile d'apprécier chimiquement, mais qui se révèle par les effets produits sur les consommateurs.

Le lait peut-il servir de véhicule aux germes de la fièvre typhoïde, de la scarlatine et d'autres maladies contagieuses? Le fait n'est point douteux, d'après les observations recueillies en Angleterre ; cependant, jusqu'ici, dans tous les cas, on a pu constater que ce liquide avait été étendu d'eau contaminée par les déjections typhoïdes ; c'était donc l'eau et non le lait qui avait servi de véhicule au poison. Quant à la scarlatine, il a été prouvé que, dans certains cas au moins, le lait avait été contaminé par des personnes convalescentes de cette maladie, et qui avaient été employées dans la laiterie à la période de desquamation. Le lait a donc pu être infecté soit par la salive, soit par les pellicules épidermiques de ces sujets encore malades.

Fromages. — Les fromages sont ordinairement un mélange de caséine coagulée et de beurre soumis à l'action de la présure.

Le fromage est un aliment très nutritif : il contient, en effet, une quantité de matières azotées variant de 15 à 35 p. 100, et de 21 à 28 p. 100 de matières grasses.

Les fromages non cuits (frais) ne sont que nourrissants, tandis que les fromages fermentés ou cuits sont stimulants et réveillent l'estomac.

Boissons fermentées. — L'*alcool* fait la base de toute boisson fermentée.

Il est d'une grande importance, au point de vue hygiénique, de savoir si l'homme en état de santé doit user de boissons fermentées, et quelle est la dose d'alcool qu'il convient de ne point dépasser.

L'alcool, sous une forme ou sous une autre, est entré depuis des siècles dans l'alimentation de l'espèce humaine. Une expérience pratiquée sur une aussi vaste échelle paraît démontrer que, pris à dose modérée, l'alcool ne trouble pas le jeu des organes et n'abrège pas sensiblement la durée de la vie. Il est certain, d'un autre côté, que dans tous les pays il existe des individus qui se privent complètement de liqueurs fermentées et qui jouissent d'une santé parfaitement égale, sinon supérieure, à celle des consommateurs d'alcool. On pourrait même ajouter que les tables de mortalité rédigées par les Compagnies d'assurances anglaises paraissent accorder une vie beaucoup plus longue aux individus qui s'abstiennent totalement de boissons alcooliques.

Le *froid* est-il combattu par les boissons alcooliques ? Sur ce point, la réponse de tous les auteurs est absolument négative. Les voyageurs qui ont abordé les régions circumpolaires sont tous d'accord pour déclarer que l'alcool, le vin et la bière ont une action nettement défavorable par les grands froids, et que l'excitation passagère qu'ils procurent est promptement suivie par une dépression très marquée. Les guides, dans les Alpes suisses et à Chamounix, se prononcent à l'unanimité contre l'emploi des liqueurs fortes pour leurs courses d'hiver; ils se bornent à prendre un peu de vin. Enfin les baigneurs de Dieppe, qui ont à passer de longues heures dans l'eau, ont également constaté que l'alcool leur est très nuisible.

La *chaleur* peut-elle, au contraire, être utilement combattue par les liqueurs fortes? Le contraire est presque universellement admis, et l'expérience des chirurgiens anglais dans les Indes établit que le soldat européen marche et travaille d'autant mieux, par les grandes chaleurs, qu'il a moins fait usage de liqueurs fortes.

Le *travail physique* est-il facilité par l'alcool? En thèse générale, les ouvriers qui sont appelés à développer beaucoup de force musculaire constatent qu'il est préférable de s'abstenir de liqueurs fermentées. Les pugilistes anglais, pendant l'entraînement, s'en privent complètement.

Cependant il paraît démontré qu'une faible quantité d'alcool, environ 30 grammes, relève les forces chez un homme fatigué, surtout lorsqu'on y ajoute un peu de nourriture solide.

Le *travail intellectuel* est-il facilité par les alcooliques? Cette question est difficile à résoudre. On peut dire, d'une manière générale, que l'alcool stimule l'imagination et semble augmenter la rapidité de la pensée. On peut ajouter que, après une grande fatigue cérébrale, cet agent semble relever les forces intellectuelles. Mais il est certain que, lorsqu'il s'agit de calcul, de logique ou de jugement, l'abstinence est ici préférable à l'usage.

L'alcool parait réussir à certains tempéraments nerveux, délicats, fatigués par la vie agitée et le travail excessif que nous impose la civilisation.

Cependant il n'est pas douteux que, dans l'immense majorité des cas, c'est l'abus et non la privation de boissons fermentées qui est à craindre.

En résumé, il est incontestable qu'à l'époque actuelle et dans la partie du monde que nous habitons, l'alcool est la source d'un grand nombre de maladies, qu'il affaiblit l'esprit et le corps chez la plupart de ceux qui en font abus, et que, s'il n'existait pas, ce serait un grand bienfait pour l'humanité. Il n'en est pas moins vrai que nous avons là, sous la main, un agent d'une grande puissance, et que l'abus qu'on en fait habituellement ne doit pas nous en interdire l'usage.

Vin. — Le *vin* est le jus fermenté du raisin. Il contient de l'alcool, de la glycérine, des acides libres, du sucre, du tannin, des tartrates alcalins, des matières colorantes, des chlorures, sulfates et phosphates, certains éthers dont l'ensemble forme le bouquet.

Les vins sont ou rouges ou blancs. La matière colorante existe d'abord à l'état insoluble dans l'enveloppe des grains, puis passe en solution dans l'alcool : si on soutire de suite le liquide, on aura du vin blanc.

Le vin comme l'alcool excite le tube digestif et les centres nerveux ; par ses sels (4 à 5 grammes par litre), il contribue à réparer les pertes de l'organisme.

On a généralement l'habitude en France de boire du vin mêlé d'eau ; c'est là, sans doute, une boisson saine et agréable, mais à la condition que le mélange se fasse au moment même du repas. En effet, l'eau et le vin, mêlés longtemps d'avance, donnent un breuvage insipide et plat et qui ne conserve de toutes les qualités du vin qu'une saveur légèrement aigrelette. C'est l'*abondance* qu'on prodigue dans nos collèges. On comprend que dans ces conditions l'oxygène dissous dans l'eau se porte sur les éléments sapides et aromatiques du vin et les détruit ou les modifie profondément, comme l'a démontré M. Berthelot. Le vin n'est plus alors une boisson excitante et tonique.

BIÈRE. — La *bière* est une liqueur alcoolique produite par l'action d'un ferment spécial (levûre de bière) sur la décoction d'orge germée.

L'addition de houblon a pour but d'augmenter la sapidité de la bière et d'en faciliter la conservation.

La bière est une liqueur extrêmement complexe.

Les différentes bières contiennent une quantité d'alcool variant entre 2,5 et 8 p. 100. La bière agira donc par son alcool ; mais, de plus, les principes amers et aromatiques qu'elle contient ont une action tonique marquée, et les 40 à 50 grammes de substances diverses renfermées dans un litre de ce liquide constituent un aliment réel.

CIDRE. — Dans certains pays, en Picardie, en Normandie, par exemple, la population boit à peu près uniquement une liqueur fermentée faite avec des pommes ou des poires : les pommes donnent le *cidre* et les poires le *poiré*. Le cidre contient de 5 à 8 p. 100 d'alcool et le poiré de 6 à 9 p. 100. Ces boissons sont donc moins riches en alcool que le vin ; comme, de plus, elles renferment moins de tannin, elles se conservent mal et sont d'une digestion difficile.

KOUMYS. — Le *koumys* est le produit de la fermentation alcoolique du lait de jument. Il se prépare surtout dans les steppes des Kirghises.

Nous donnons ici une liste des principales boissons spiritueuses usitées dans diverses régions du globe.

Les Indous boivent de l'*arrack* préparé avec le riz ou la noix d'arec, et du *toddy* préparé avec la noix de coco. Les Chinois et les Japonais boivent du vin de riz que les premiers appellent *samchou* et les seconds *sacie*. Les habitants de la Grèce et de la Turquie boivent du *raki*, liqueur préparée avec le riz. Les Mexicains ont pour boisson nationale le *pulqué*, qui se prépare avec l'*agave amaricana*. Les Américains du Sud ont le *chica*, qu'on tire du maïs. Les Russes et les Polonais boivent de l'eau-de-vie de pommes de terre qu'on appelle *vodki*. Les habitants de l'Abyssinie ont une liqueur fermentée qu'ils tirent du millet. Les habitants des îles du Pacifique ont une liqueur qu'ils appellent *kaoua*. Dans l'intérieur de l'Afrique, on fait grand usage d'une sorte de bière que les indigènes appellent *pombé*.

THÉ, CAFÉ. — Le *thé* et le *café* présentent de grandes analogies.

L'arome du thé est dû à une huile essentielle, la *théine*.

Le café contient une substance, la *caféine*, qui à petite dose produit une stimulation circulatoire favorable à l'exercice des fonctions animales et surtout des fonctions intellectuelles. A dose plus élevée, elle amène des palpitations, des troubles de la vue et de l'ouïe, et même du délire. Le café et le thé pris à dose élevée donnent quelquefois des tremblements nerveux.

Chocolat. — Le *chocolat* s'obtient en broyant la graine de *cacao* avec du sucre.

Le cacao est donc un aliment presque complet; une seule substance, la matière sucrée, fait défaut et on l'y ajoute dans la fabrication du chocolat.

Le chocolat est un aliment agréable et substantiel, mais d'une digestion difficile, d'autant plus qu'il est soumis à des falsifications nombreuses.

Condiments. — Il existe certaines substances qui, tout en n'étant point des aliments liquides ni des aliments d'épargne comme le thé et le café, ont cependant un rôle analogue par l'excitation locale qu'elles produisent. Les principaux sont le poivre, la muscade, les épices et les condiments aromatiques en général; les condiments gras: graisses et huiles; les condiments acides : le vinaigre. Leur effet est d'augmenter les produits de sécrétion des glandes de l'estomac et de l'intestin. Ils seront donc utiles pour faciliter les digestions laborieuses.

L'usage de ces condiments est loin d'être sans inconvénient, si on les emploie à haute dose et d'une façon constante.

RÈGLES D'ALIMENTATION

En résumé, une alimentation saine et suffisante doit contenir :

1° Des substances azotées.

2° Des substances ternaires.

3° Des sels minéraux.

4° De l'eau.

Voyons maintenant quelle est la quantité de nourriture qui est nécessaire pour l'entretien de la santé chez les individus placés dans des conditions ordinaires.

On distingue depuis longtemps la *ration de travail* de la *ration d'entretien*.

On entend par ration de travail cette partie de l'alimentation qui doit servir à représenter l'excès de dépense occasionné par le déploiement de la force musculaire et des actions organiques qui l'accompagnent, tandis que la ration d'entretien est uniquement destinée à maintenir le poids constant du corps et à entretenir l'animal en état de santé.

Il est incontestable que l'influence des races, des climats, des habitudes, doit être prise en sérieuse considération. Les habitants des pays froids consomment beaucoup plus de nourriture que les habitants des pays chauds, et d'une manière générale les Européens vivent beaucoup plus largement que les Asiatiques. D'ailleurs les personnes qui jouissent d'une certaine aisance s'accoutument facilement à une nourriture très abondante et très substantielle, et résistent beaucoup moins à l'influence des privations que les individus habitués à une vie plus dure.

Les enfants, dont la croissance est rapide, mangent beaucoup plus que ceux dont le développement est lent, et on constate, chez presque tous les individus bien portants, qu'il est une période de la vie, entre quinze et vingt-cinq ans, où l'appétit est beaucoup plus développé qu'il ne le sera plus tard.

Les chiffres que nous allons donner n'ont, par conséquent, qu'une valeur approximative :

On peut résumer de la manière suivante la quantité d'aliments nécessaire à un homme qui travaille :

	PAIN.	VIANDE.	GRAISSE.	CONTENANT	
				CARBONE	AZOTE.
Ration ordinaire.	gr. 829	gr. 239	gr. 60	gr. 280	gr. 20,00
Ration de travail.	361	175	33	170	8,74
Ration totale d'un bon ouvrier...	1190	414	93	450	28,74

L'alimentation *insuffisante* est celle qui fournit à un adulte au repos, d'un poids moyen de 63 kilogrammes, une quantité inférieure à 11 grammes d'azote et 220 à 230 grammes de carbone par jour.

Chez les individus soumis à une alimentation insuffisante, les forces diminuent et la température s'abaisse, l'énergie de la volonté disparaît ; enfin, l'individu succombe avec une prodigieuse facilité à la première maladie intercurrente qui vient le saisir.

Quant à l'*inanition* proprement dite, dont les expériences justement célèbres de Chossat nous ont indiqué les caractères essentiels, on sait qu'elle a pour résultat de faire perdre à l'animal les 4/10 de son poids, limite au-dessous de laquelle la vie n'est plus possible. La perte de substance porte principalement sur la graisse (9/10) et sur le système musculaire (50 à 60 p. 100). La température s'abaisse rapidement et la mort survient généralement quand elle atteint le niveau de 24 à 26 degrés.

Deux points sont intéressants à noter: d'abord, quand l'animal a perdu un tiers de son poids, quoiqu'il vive encore, il est impossible de le rappeler à la santé. La nourriture, pour employer une expression familière, ne lui profite plus. Voilà pourquoi sans doute on voit si souvent mourir des convalescents arrivés au terme d'une longue maladie qui ne leur a pas laissé les forces nécessaires pour revenir à la santé : c'est ce que nous voyons quelquefois chez les malades guéris d'une fièvre typhoïde.

Le second point qui mérite de fixer l'attention, c'est que, dans cet état intermédiaire entre la vie et la mort, une excitation quelconque suffit pour tuer brusquement l'animal. Une tourterelle vivante, mais en pleine inanition, mourait subitement quand on lui pinçait la patte. Voilà pourquoi, sans doute, on voit si souvent mourir des malades affaiblis, sous l'influence des causes occasionnelles les plus légères. Il suffit pour cela de vouloir changer leur position.

PRÉPARATION ET CONSERVATION DES ALIMENTS. LEURS ALTÉRATIONS. — POISONS MÉTALLIQUES DANS LES CONSERVES.

Il est généralement admis, depuis les recherches de M. Pasteur, que la putréfaction ne s'opère qu'en présence de germes spéciaux qui jouent le rôle de ferments. On peut déduire de ce principe deux modes de conservation des aliments : le premier consiste à détruire les germes que peut renfermer la substance à conserver; le second, à la placer dans des conditions telles que l'évolution des germes qu'elle renferme devienne impossible.

Pour tuer les germes, on emploie le *procédé Appert*, le *fumage* ou les *antiseptiques*. Pour les empêcher de se développer, on a surtout recours à la *dessiccation* ou au *refroidissement*. Nous allons jeter un coup d'œil rapide sur ces divers procédés.

La méthode Appert consiste à enfermer les substances alimentaires dans des vases clos et à les porter au bain-marie, à une température de 100°. Ce procédé a l'avantage de tuer les germes; mais, comme on a constaté que certains d'entre eux ne sont détruits qu'à une température supérieure à 100°, on a modifié ce procédé en portant le bain-marie à une température de 110°. On y parvient en additionnant le liquide du bain de chlorure de calcium ou de sodium, et, comme le liquide contenu dans les boîtes de conserve est ainsi porté à l'ébullition, on laisse échapper la vapeur par une petite ouverture que l'on ferme ensuite au moyen d'une goutte de soudure. Ce procédé est applicable non seulement à la viande, mais encore aux légumes, aux œufs et au lait.

L'*enrobement* consiste à envelopper la substance alimentaire, après l'avoir chauffée, d'une couche préservatrice qui s'oppose à la pénétration de l'air. On peut enrober les viandes avec de la gélatine, ou de l'albumine coagulée, mais on obtient de meilleurs résultats en les enrobant dans leur propre graisse.

Un autre procédé consiste à plonger la viande dans la cassonnade fondue qu'on laisse sécher à l'air.

Les œufs peuvent être conservés par le vernissage avec de la cire ou de la graisse. On peut aussi les garder dans de l'eau de chaux ou dans un lait de chaux additionné de crème de tartre.

Le *fumage* se rapproche des procédés de conservation qui consistent dans l'emploi des antiseptiques. Cependant il a l'avantage de tuer immédiatement les germes que peut déjà contenir la viande. Le *procédé de Hambourg* consiste à faire arriver dans une chambre, où l'on a placé les viandes, de la fumée froide de copeaux de chêne, de hêtre, de bouleau ou de sapin. L'opération est facilitée par l'emploi préalable du sel.

La *dessiccation* est incontestablement le moyen le plus pratique et le moins dispendieux d'arriver à ce but.

On sait parfaitement que des infusoires desséchés peuvent conserver le principe de la vie et renaître aussitôt qu'on les remet dans l'eau. Mais la privation d'eau les réduit, provisoirement du moins, à l'état de poussière inerte. C'est sur ce principe qu'est fondée la conservation des viandes et des légumes par le dessèchement.

Dans les pays chauds, il suffit de découper la viande en lanières et de l'exposer au soleil; c'est ce qui se pratique sur une grande échelle au Caucase, en Perse, dans le Sahara, où l'on donne le nom de *kelea* au bœuf ainsi préparé. Les Cafres de l'Afrique méridionale exposent au soleil de grands morceaux de bœuf qui se dessèchent et sont préservés de la putréfaction pendant fort longtemps. Cet aliment reçoit le nom de *beltong*.

En Égypte on dessèche la viande en l'exposant au soleil et au vent du nord. Dans l'Amérique du Sud on prépare deux espèces de viande sèche : celle qu'on appelle *tasajo* se compose de viande coupée en lanières minces, trempées dans la saumure et séchées au soleil; le *charqui* se compose de petits morceaux de viande privés de leur graisse, séchés rapidement au soleil et saupoudrés de farine de maïs.

On dessèche également au soleil un grand nombre de fruits sucrés qu'on désire conserver (figues, raisins, etc.).

En Europe, on dessèche la viande dans des étuves à courant d'air sec à une température de 35° à 55°.

Un autre procédé consiste à comprimer fortement la viande à la presse hydraulique. On la prive ainsi d'une grande partie de son suc, ce qui paraît lui permettre de se conserver indéfiniment. Le jus qui s'écoule de la viande est lui-même desséché dans le vide et fournit un aliment utile.

La dessiccation ne s'applique pas seulement aux viandes, mais aussi aux légumes et aux graines. On emploie divers procédés pour dessécher le pain, qui se conserve alors indéfiniment (pain biscuité de l'armée française).

On dessèche également les pommes de terre, les pois, les choux-fleurs, les carottes, enfin les œufs et le lait.

On conserve en grand les céréales, en les maintenant à l'abri de l'air et de l'humidité ; on peut abandonner pendant longtemps du blé dans un grenier parfaitement sec. L'*ensilage rationnel* de Doyère suffit pour préserver les grains de toute altération. Ce procédé consiste à sécher d'abord les blés et à les enfermer ensuite dans des silos souterrains, inaccessibles à l'air et à l'humidité. Les anciens n'ignoraient point ce mode de conservation ; ils enfermaient leurs grains dans de grandes citernes pavées et soigneusement fermées. C'est par le même procédé que les Égyptiens, sans le vouloir, nous ont conservé des échantillons des blés qu'ils cultivaient il y a quatre ou cinq mille ans. On sait, en effet, qu'on a trouvé, dans des momies fort anciennes, des grains de froment qui ont été semés et qui ont parfaitement réussi.

Il est aussi des liquides conservateurs qui, sans tuer toujours les germes, s'opposent du moins à la fermentation : tels sont l'alcool, le vinaigre, l'eau salée ; mais on ne les emploie guère que pour la conservation des fruits.

Enfin, la *réfrigération* est peut-être le moyen le plus parfait de conserver les substances animales ; il est largement employé dans les régions circumpolaires. On sait que, dans l'une des expéditions de Pallas, on trouva le cadavre gelé d'un mammouth dont les marins russes mangèrent la viande après l'avoir cuite. Cette conserve datait des temps antédiluviens.

On cherche depuis quelque temps à faire entrer la réfrigération dans la pratique pour transporter en Europe les viandes provenant de l'Amérique et de l'Australie. Il est fort à souhaiter que ces intelligentes tentatives soient couronnées de succès.

Ajoutons en terminant que les conserves peuvent être dans certains cas une cause d'empoisonnement; les fabricants, en effet, emploient trop souvent pour leurs boîtes, un fer-blanc de qualité inférieure, obtenu en trempant à chaud les tôles dans un bain d'alliage d'étain et de plomb. En outre ils soudent leurs boîtes intérieurement avec un alliage renfermant deux parties de plomb pour une d'étain. Ce procédé ne saurait être trop sévèrement défendu.

Enfin les neuf dixièmes des légumes verts conservés sont reverdis à l'aide du sulfate de cuivre. Or, comme il n'est pas encore démontré, d'une façon certaine, que l'absorption du cuivre ne puisse être nuisible, ce mode de reverdissage doit continuer à être interdit.

XII. — DES VÊTEMENTS

LE VÊTEMENT VÉHICULE DES GERMES MORBIDES

On attribue aux Phéniciens les premiers procédés de tissage et de teinture. Chez les Grecs et les Romains, les femmes, même celles des plus hautes classes, fabriquaient dans le gynécée les vêtements de famille. Lucrèce et la femme forte peinte par l'Écriture filaient et tissaient la laine au milieu de leurs familles. La simplicité du vêtement antique se prêtait d'ailleurs aux méthodes toutes primitives de cette industrie domestique. On ne s'ingéniait pas, comme de nos jours, à inventer de nouvelles modes et des coupes savantes. La tunique, la toge et le manteau de forme invariable, et pour ainsi dire traditionnelle, étaient les pièces indispensables et à peu près uniques du vêtement viril. Pour les femmes, c'étaient toujours la tunique flottante ou serrée à la taille par une cordelière, et la jupe traînante. Ces costumes, qui nous ont été transmis par la statuaire et par les peintures murales, outre qu'ils laissaient au corps son libre développement, favorisaient la majesté de la marche, la solennité des attitudes et l'éloquence du geste. On conviendra qu'aujourd'hui les mouvements impétueux de Démosthène et l'harmonie des périodes cicéroniennes jureraient avec nos vêtements étriqués, et qu'une frise où figurerait une panathénée de femmes parisiennes avec leurs volants et leur système compliqué de retroussis n'aurait rien de séduisant pour les yeux de l'artiste et du connaisseur. Ces vêtements faisaient en quelque sorte partie de la tradition nationale. A part la finesse de l'étoffe et la richesse des couleurs, la toge de Caton l'Ancien ne différait guère de celle de Néron, de Marc-Aurèle et de Théodose. Les sophistes de la décadence athénienne portaient le manteau de Socrate et chaussaient les sandales de Périclès.

Depuis la chute de l'empire romain, le costume a beaucoup varié parmi les nations européennes. Pendant tout le cours du moyen âge, il affecta dans toutes les classes une forme presque monacale. Les chevaliers, dans leurs châteaux, portaient la robe longue et la cape de velours ou de fourrure. C'est alors qu'on vit les coiffures monumentales, les robes à traîne indéfinie et les souliers à la poulaine.

En cette matière comme en beaucoup d'autres, la Renaissance opéra une révolution presque radicale. Ce fut la belle et grande époque du costume français, des étoffes chatoyantes, du velours, du satin, du drap d'or, des pourpoints et des hauts-de-chausses collants assez semblables à nos maillots d'aujourd'hui. Enfin par des dégénérescences successives, pourpoints, collets, manteau, sont devenus l'habit encore drapé de Louis XIV, l'habit à la française de Louis XV et de la Révolution, enfin la redingote, le paletot sac et le frac d'aujourd'hui.

Le vêtement ne peut pas être considéré au point de vue exclusif de l'hygiène. Sa *forme* et la *matière* dont il est fait ont bien souvent été pure question de mode et d'ornement. Il en est de nous comme des animaux. Sous les tropiques, le plumage chatoyant de l'oiseau lui est encore plus une parure qu'un abri; dans les contrées du Nord, le sentiment du beau semble n'entrer pour rien dans la formation du terne et imperméable duvet qui le recouvre. La grande masse des habitants de l'Europe n'a jamais admis que transitoirement, et par une inconséquence climatérique, les couleurs trop vives et trop tranchées. La lumière douce de nos climats tempérés offre un contraste trop violent avec la crudité de tons qui n'a rien d'offensant pour les yeux des Asiatiques et des Africains de la zone torride. Chez nous, le soleil l'éteint et l'assombrit; chez eux, elle l'allume et l'adoucit pour ainsi dire. Nous revenons à notre nature quand nous adoptons pour nos vêtements les couleurs tendres, mortes, et en quelque sorte attiédies. En tout nous aimons le demi-jour.

Pour les hommes, les vêtements de couleur sombre sont devenus dans nos pays d'un usage à peu près général.

La propreté dans les vêtements est un devoir qu'il est très dangereux de négliger. Et qu'on n'aille pas dire que c'est là une recommandation oiseuse. Les soins de propreté sont d'origine toute moderne. Le linge de corps, devenu de nos jours aussi nécessaire que le pain, n'a figuré pendant bien longtemps que dans le superflu des classes aisées. Il n'est pas rare de voir encore aujourd'hui beaucoup de personnes, très soigneuses par ailleurs quand il s'agit des vêtements apparents, pratiquer pour les précautions de propreté intime un relâchement funeste à la santé. Il faut donc, autant qu'on le peut et afin de favoriser les fonctions de la peau, changer de linge, et ne pas porter constamment les mêmes habits. C'est là une règle d'hygiène obligatoire au premier chef. On ne soupçonne pas combien l'habitude de garder sur soi jusqu'à la dernière extrémité les mêmes vêtements engendre de maladies et favorise toute espèce de contagion (1).

En second lieu, les vêtements, de nos climats surtout, ne doivent jamais être ni trop amples ni trop adhérents. Trop flottant, l'habit n'offre qu'une protection insuffisante contre les influences extérieures; trop étroit, outre qu'il paralyse le jeu des organes, ôte leur souplesse aux membres, ralentit la circula-

(1) Voir, pour plus de détails sur le vêtement véhicule des germes morbides, le chapitre des maladies contagieuses et de la désinfection.

tion du sang, et rompt l'équilibre de la température; il est nuisible en ce qu'il supprime entre le corps et le vêtement une couche d'air qui, par sa faible conductibilité, arrête le rayonnement de la chaleur naturelle.

Les raisons d'âge, de sexe et de profession entrent aussi pour beaucoup dans la forme et la matière du vêtement. L'enfant ne doit pas être vêtu comme le jeune homme, ni celui-ci comme l'homme mûr et le vieillard. A l'enfant surtout, tout en le protégeant contre les variations de température qui lui sont si funestes, il faut laisser une grande liberté de mouvement, et on a compris que l'enfant, capable de marcher, ne doit pas être emprisonné dans un vêtement trop lourd ou trop gênant pour ses membres délicats.

Nous n'avons pas besoin de dire que les changements de saisons et les variations de températures sont d'une importance capitale dans la question du vêtement. A ce propos, il est bon de rappeler le vieil adage populaire, que ce qui défend du froid défend aussi du chaud. En aucun temps il n'est sain de trop se découvrir. Le printemps est perfide, l'automne est capricieux. Il y a plus de risque à chercher ses aises quand le soleil darde toutes ses flèches, qu'à se tenir sur une défensive parfois trop gênante.

L'Arabe du désert s'enveloppe des pieds à la tête dans des flots de laine blanche, et en toute saison le paysan espagnol se drape dans les plis de son manteau couleur tabac. Dans notre climat de France, le soleil n'est jamais assez meurtrier pour que le proverbe cité plus haut devienne une règle absolue. Pendant tout l'été et une bonne partie du printemps, le vêtement d'hiver peut être totalement proscrit ; mais de même que la transition d'une saison à une autre n'est jamais ou à peu près jamais trop brusque, nous avons toute une série de nuances à observer dans la manière de nous vêtir. C'est à ce besoin d'échapper aux inconvénients des températures neutres que nous devons les étoffes appelées de demi-saison.

La *laine*, le *lin*, le *chanvre*, le *coton* et la *soie* sont à peu près les seules matières qui servent à la texture du vêtement humain. On peut y ajouter le *caoutchouc*, qu'on emploie surtout pour la fabrication des étoffes imperméables. La *peau* de certains animaux, préalablement *tannée*, nous fournit la chaussure.

Parmi les substances textiles, la *laine* occupe sans contredit le premier rang. C'est le mouton qui nous la donne et l'usage remonte à la plus haute antiquité. Par sa souplesse, par sa propriété feutrante, par son affinité pour les couleurs, nulle autre matière ne se prête autant qu'elle aux perfectionnements de l'industrie. On en est arrivé de nos jours, grâce aux procédés d'un mécanisme aussi savant qu'ingénieux, à la transformer en étoffes d'une légèreté et d'une richesse inouïes. Elle nous fournit les draps épais et presque inusables qui servent à nos vêtements d'hiver, les étoffes de fantaisie qui ont détrôné le coton, les cachemires de l'Inde, la flanelle, les mérinos soyeux, et une foule d'autres tissus que pour la légèreté et la transparence on confondrait, à la vue, avec les tulles, les mousselines et les gazes les plus aériennes. On peut dire, en un mot, qu'aujourd'hui la laine se prête à toutes les exigences de la mode et du goût le plus raffiné.

Le *chanvre* et le *lin* sont les deux plantes textiles de nos pays.

L'usage du lin remonte aux temps les plus éloignés. Bien des siècles avant Rhamsès le Grand, les Égyptiens fabriquaient des tissus de lin dont la renommée était universelle. Nous pouvons juger de leur qualité par les bandelettes, souvent très fines, qui enveloppent les momies préparées avec soin ; elles nous présentent un tissu blanc souple et solide, dont on pourrait faire même aujourd'hui d'excellents vêtements, bien que la trame en ait été tissée cinq ou six mille ans avant notre époque.

Au temps de César, les Gaulois s'habillaient déjà de lin, et les Romains vantaient la finesse de ce tissu dont nos ancêtres savaient parfaitement utiliser les propriétés. Le lin joue encore aujourd'hui un grand rôle dans le vêtement ; celui qu'on cultive dans le nord de la France est remarquable par la finesse et doit être considéré comme très supérieur à la fibre grossière que la Russie fournit en si grande abondance et qui alimente surtout les manufactures anglaises.

Le *coton*, dont l'usage est indiqué dans les *Vedas*, ce qui lui constitue une noblesse presque aussi ancienne que celle du lin, tend à remplacer de plus en plus ce textile. Il fournit ce que nous pourrions appeler la toile des pauvres, le calicot, le madapolam, la cretonne, les indiennes, les piqués, et cette immense variété de tissus coloriés dont l'Angleterre inonde les quatre continents. Le bas prix de ces tissus les met à la portée de toutes les bourses. Notons d'ailleurs que par sa propriété plus grande d'absorption et par son peu de conductibilité qui le rapproche de la laine, le coton, sous beaucoup de rapports, est préférable au lin et au chanvre.

La *soie*, originaire de la Chine, est sans égale pour la souplesse, la force et le brillant des étoffes qui portent son nom. Qu'il s'agisse du satin, du brocard, du velours, du taffetas, du foulard, du damas, de la faille, du gros de Naples, etc., ces étoffes sont partout adoptées pour les riches tentures, les meubles somptueux, les ornements d'Église, et surtout pour la robe et le manteau de la femme.

Mais pour en revenir aux exigences de l'hygiène et en nous plaçant à ce point de vue exclusif, à quelle étoffe devons-nous donner la préférence? La physique nous apprend que moins une étoffe est conductrice de la chaleur, du froid et de l'électricité, mieux elle nous protège contre les intempéries de l'atmosphère, l'humidité et les refroidissements occasionnés par le brusque passage du chaud au froid.

Or la laine jouit d'un pouvoir émissif beaucoup moindre que le coton ou la toile, ce qui la rend mauvaise conductrice de la chaleur.

Dans nos contrées, où le froid est plus à craindre que la chaleur, il faut donc choisir un vêtement de laine, qui conservera le mieux notre chaleur ; il devra, en même temps, être de teinte foncée, de façon à absorber la chaleur solaire.

Les vêtements imperméables ont un inconvénient très grave : s'ils arrêtent l'eau extérieure, ils conservent aussi la vapeur d'eau produite intérieurement par la transpiration. On se trouve alors plongé dans un bain de vapeur, et le corps est maintenu en permanence dans un milieu saturé d'humidité. C'est là le reproche grave à faire aux vêtements de caoutchouc.

Nous ne reviendrons pas sur ce que nous avons dit de l'ampleur des vêtements, qui doit être plus ou moins grande, selon l'âge et le climat. Insistons seulement sur ce point, que toute compression excessive, en gênant la circulation capillaire, produit sur les parties du corps où elle s'exerce des conges-

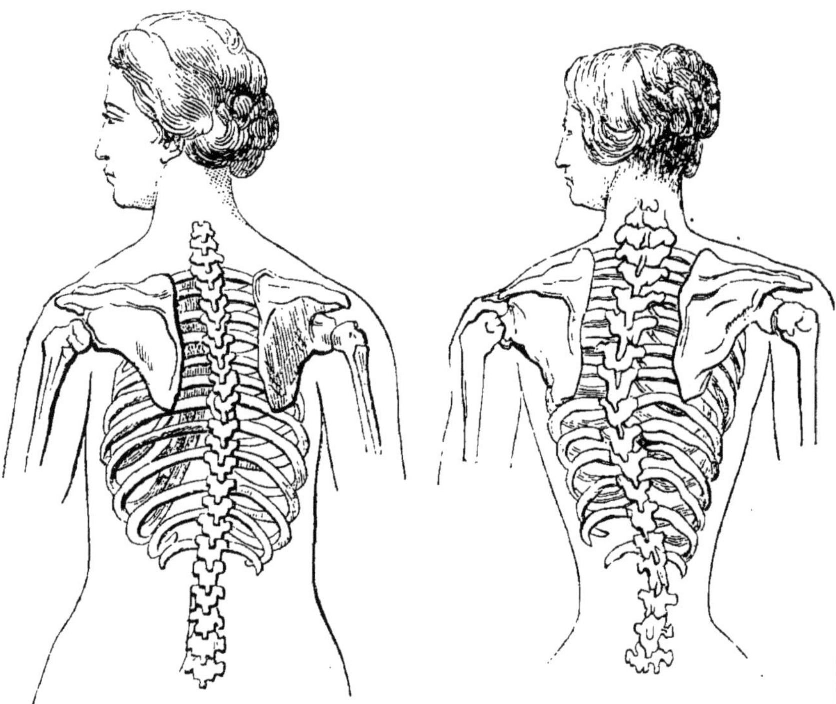

Fig. 63. — Déformation produite par le corset; à gauche, taille normale à droite, taille déformée. (Dr Mathias Roth.)

tions dangereuses et des déformations souvent incurables. Il ne faut pas que la *ceinture* ou le *corset* porte jusqu'à l'exagération la finesse de la taille. Il y a une perversion de goût et, disons-le, un coupable attentat contre soi-même, dans cette application de certaines femmes et de certains hommes, à réduire à un étranglement ridicule et choquant la partie moyenne du corps. La femme mince est loin d'être la femme svelte. Le corset trop serré, trop raidi par des lames de baleine, détruit la gracieuse ondulations des lignes, rend la marche saccadée, plaque le visage de rougeurs malsaines, et surtout, en contrariant le libre jeu des organes respiratoires, paraît être une cause de phthisie. La figure ci-contre (fig. 63) montre à quelle déformation de la colonne vertébrale et de la taille, l'usage du corset peut amener assez communément.

Beaucoup de femmes ont supprimé *la jarretière* en lui substituant des tirettes de caoutchouc qui s'attachent en dedans à la ceinture de la jupe. C'est aussi une louable habitude, quand on en use, de la boucler au-dessus du jarret.

La *coiffure* dont nous avons déjà touché un mot, est une pièce importante du vêtement. Elle varie aussi suivant l'âge, le pays, le sexe et le tempérament. Il est donc impossible, à ce propos, d'établir une règle absolue. La tête de l'enfant dont l'ossature est incomplète, a surtout besoin d'être protégée contre les influences de l'air et contre le choc des objets extérieurs ; mais on doit éviter les doubles et triples béguins dont la sollicitude maternelle, souvent peu éclairée, couvre le crâne des nouveau-nés. La coiffure des enfants plus âgés doit toujours être légère en toute saison, et les défendre suffisamment du froid et du chaud qui les exposent aux coryzas et aux méningites.

Quant à la coiffure des femmes, on ne peut rien décider de précis. Elle est tantôt un abri, tantôt un ornement ; le plus souvent un prétexte à ornementation. Nous sommes loin actuellement des échafaudages du dernier siècle, où les femmes portaient sur la tête tout un édifice de fleurs, de rubans et même de fruits. Le chapeau cabriolet a aussi fait son temps. Aujourd'hui, les cheveux constituent la partie capitale de la coiffure féminine.

Le chapeau, dont le modèle varie du soir au lendemain, ne sert plus que d'attache aux plumes et aux guirlandes de fleurs. Que conseiller quand à chaque instant la mode vient dérouter l'expérience de l'hygiéniste ?

Le cou de la femme est fait pour les chaînes d'or, les médaillons, les colliers de perles et les rivières de diamants. Dans les temps froids, et au sortir du bal ou du théâtre, la cravate même avec surcroît de palatine et de burnous ne seront pas hors de saison.

La poitrine doit être protégée, mais non calfeutrée.

La *flanelle* sur la peau est devenue d'un usage à peu près universel. La seule recommandation à faire c'est de s'en passer quand on peut, et de la changer souvent si on se trouve astreint à la porter par une susceptibilité extrême du corps aux refroidissements. La laine trop longtemps en contact immédiat avec la peau finit par s'imprégner de sueur et d'autres substances âcres, qui souvent sont l'origine d'affections cutanées fort désagréables.

La *chemise* de toile, même quand la toile est fine, est inférieure à la chemise de coton. Elle est meilleure conductrice du calorique ; aussi se refroidit-elle plus rapidement. La chemise de coton est plus douce, plus chaude, absorbe mieux la transpiration ;

c'est la chemise d'à peu près tout le monde aujourd'hui. L'important est de ne jamais garder pendant la nuit la chemise qu'on a portée pendant le jour.

Nous n'avons que peu de choses à dire, au point de vue de l'hygiène, des différentes formes de vêtements adoptées par les femmes de notre temps. Généralement on vise, aujourd'hui, autant à la commodité qu'à l'élégance. Pour leurs *robes*, les femmes ne s'attachent plus, comme il y a peu de temps, à des formes ridiculement évasées ou rétrécies. La beauté ne perd rien à ce goût judicieux, et la santé y gagne beaucoup. Pourquoi dirions-nous aux femmes de ne jamais se décolleter ? Le conseil ne serait pas entendu. La mode le veut, et cette mode est de celles qui ne passent pas. Bornons-nous donc à recommander aux jeunes femmes de songer que les angines, les pneumonies, les bronchites, les pleurésies, sont là, à la porte, au dehors, même tout près, qui guettent leur proie. Un faible courant d'air, le passage d'une pièce à une autre, une station trop prolongée dans une embrasure de fenêtre, suffisent bien souvent, au milieu de l'excitation d'un bal, pour amener des refroidissements, bien souvent mortels...

La *chaussure* est de toutes les parties du vêtement celle dont l'homme primitif se passe le plus volontiers. Les Égyptiens n'en faisaient point usage, et dans tout l'Orient, l'habitude constante de se découvrir les pieds en signe de respect, a presque habitué les populations à marcher nu-pieds. Le nègre de l'Afrique centrale, le maori de la Nouvelle-Zélande supportent difficilement l'usage de cette boîte qui blesse et comprime le pied, et les habitants les plus rustiques de nos campagnes semblent partager la même opinion. D'ailleurs, cette partie du vêtement, depuis les sandales et les cothurnes des anciens, a subi bien des changements. Nous ne pourrions plus nous faire aujourd'hui à ce système compliqué de courroies qui étreignaient le pied nu, passaient entre les doigts de pied, pour assujettir une semelle épaisse ; notre délicatesse a de bien plus grandes exigences. La chaussure n'est plus une protection contre les aspérités du sol, elle est un vêtement. Elle doit couvrir complètement le pied sans en altérer la forme essentielle. Le plus souvent la chaussure est faite de peau de bœuf, de veau, de chèvre et de chevreau. La peau de bœuf ou de vache n'est guère employée que pour les fortes chaussures des gens de la campagne. Le sabot, chaussure en bois très usitée dans certaines provinces, serait plus sain que les autres chaussures, s'il n'avait l'inconvénient de rendre la marche très difficile et de laisser le pied trop découvert, et par conséquent trop exposé à recevoir la pluie et la neige.

La bottine a à peu près supplanté dans les villes toutes les autres chaussures. Elle est légère, s'adapte parfaitement à la forme du pied, et fait corps avec le bas de la jambe.

Les conditions hygiéniques de toute chaussure, c'est qu'elle soit souple, ni trop forte, ni trop mince, ni trop large, ni trop étroite. Une chaussure à semelle étroite déforme le pied et amène les cors ; si elle est trop large, le frottement finit par produire absolument le même résultat. Il faut surtout proscrire les bottines à talons Louis XV qui ont sur la santé des jeunes filles et des jeunes femmes les plus déplorables conséquences.

XIII. — DES COSMÉTIQUES. LEUR DANGER.

Les cosmétiques sont des préparations qui ont pour but d'entretenir, de modifier les fonctions de la peau, et qui ont la prétention d'accroître et de conserver la beauté ou, au moins, d'en faire garder les apparences. Il y a toutefois quelques cosmétiques utiles; le savon par exemple qui émulsionne et enlève les corps gras de la peau ainsi que les matières qui y adhèrent; les vinaigres de toilette dont on a le tort d'abuser rendent cependant des services, lorsqu'ils sont convenablement étendus d'eau; ils nettoient alors la peau, lui donnent de la fraîcheur, du ton, de la fermeté et peuvent combattre certaines éruptions légères.

On ne saurait trop proscrire l'usage de substances qui, plus ou moins habilement appliquées sur le visage, y créent, selon leur composition, des pâleurs ou des couleurs factices, et compromettent d'une manière certaine la souplesse et la vitalité naturelle de la peau.

Plusieurs de ces cosmétiques renferment même des poisons dangereux (mercure, plomb, arsenic, le sous-nitrate de bismuth lui-même).

Ces procédés rapprochent nos sociétés civilisées des tribus sauvages, et c'est au moment de leur décadence que les Romains excellaient dans l'art de préparer et d'employer ces agents.

Chez les Athéniennes même, qui pourtant connaissaient les ressources de la comestique la plus perfectionnée, qui employaient une belle couleur noire (probablement le henné) pour donner plus d'éclat à leurs sourcils, figurait au premier degré, parmi les fards, le redoutable blanc de céruse.

XIV. — DES BAINS. DE LA PROPRETÉ CORPORELLE.

Le nom de *bain* s'applique généralement au séjour plus ou moins prolongé du corps dans un milieu liquide, solide, vaporeux ou gazeux.

Les bains peuvent donc naturellement se classer en *bains liquides*, *bains d'air chaud*, *bains de vapeurs*, *bains de gaz*, et *bains solides* et *demi-solides*, comme les bains de marc et de boue.

Les bains liquides peuvent se prendre à diverses températures.

Bains froids. — L'eau froide soustrait au corps du calorique, et, lorsqu'elle est courante, le mouvement de l'eau renouvelant constamment le contact, il en résulte un refroidissement plus considérable, ce qui fait qu'en été, lorsque la température des rivières ne s'éloigne pas sensiblement de celle de l'atmosphère, le bain semble toujours frais. En outre, le bain paraît d'autant plus froid qu'on y reste plus immobile. L'impression du froid sur la peau provoque dans tout l'organisme une succession de phénomènes que nous allons passer en revue.

Le premier effet qui se manifeste est une sensation de refoulement des liquides à l'intérieur du corps, accompagnée de suffocation et de gène de la respiration. La peau se décolore, et il survient de la chair de poule, du frisson, du tremblement. En même temps, le pouls devient dur et serré. A cette sorte d'excitation générale succède bientôt une période de calme; la coloration de la peau revient, et les battements du cœur augmentent de fréquence.

Si l'action du froid est prolongée, on voit de nouveau apparaître un frissonnement général, désigné habituellement sous le nom de second frisson. Ce second frisson doit être évité ; il indique que le corps est resté trop longtemps exposé au froid, et que ce dernier prend le dessus dans la lutte qui a lieu entre lui et les forces organiques.

Lorsque l'on se retire du bain froid avant ce moment, on éprouve une série de phénomènes à laquelle on a donné le nom de réaction. Une sensation de chaleur commence à parcourir les membres, une vive rougeur se manifeste à la peau. La respiration devient large et facile, la circulation s'accélère, les muscles acquièrent de la force, on ressent dans tous les organes plus de souplesse et d'énergie qu'avant le bain. La réaction est favorisée par un exercice modéré et par l'élévation de la température du milieu dans lequel elle se fait.

Ces deux conditions sont également utiles avant le bain; mais il est nécessaire que l'exercice n'ait pas été poussé jusqu'à la fatigue; l'économie n'aurait plus la force suffisante pour produire la réaction. Il est bien reconnu aujourd'hui qu'il n'y a aucun danger à se plonger dans l'eau froide lorsque l'on a chaud et que l'on est en sueur. L'usage journalier des bains russes et des bains turcs en est une preuve suffisante. Ce n'est pas l'état de chaleur et de transpiration du corps qui est à craindre, mais sa trop grande fatigue. L'immersion, dans ces conditions, a, au contraire, l'avantage de mettre fin à cette transpiration, en rafraîchissant le corps et en rendant à la peau relâchée par la chaleur toute sa tonicité.

Il est contraire aux principes de l'hygiène d'attendre, le corps à peu près nu, avant de se mettre à l'eau, que la sueur ait disparu; car on se refroidit, et l'organisme est, par suite, moins bien disposé pour que la réaction spontanée se fasse convenablement.

En résumé, un exercice modéré, une température un peu élevée, sont les meilleurs moyens de se préparer à l'immersion dans l'eau froide.

Bains tièdes. — Ces bains, de 30 à 33°, calment l'excitation nerveuse, et produisent un bien-être général en délassant le corps des fatigues qu'il a pu endurer. Ils portent au sommeil, et, lorsqu'ils sont prolongés et souvent répétés, peuvent amener une certaine débilité.

Leur principal effet est de laver la peau, de la débarrasser des résidus de secrétion qui la recouvrent. Ils lui restituent sa souplesse et son élasticité; en un mot, ils la rendent plus apte à son fonctionnement, si nécessaire au maintien de la santé. Ils constituent donc pour l'hygiène une précieuse ressource. Le bain dit de propreté ne doit pas dépasser 20 minutes.

Bains chauds — Les bains chauds sont ceux dont la température est de plus de 35°. Ils accélèrent les battements du cœur et la vitesse du pouls. Trop prolongés et trop chauds, ils peuvent causer la syncope et l'évanouissement; ils peuvent également provoquer des congestions des organes internes. Les bains trop chauds amènent habituellement, au bout de dix à quinze minutes, la pesanteur de tête, la somnolence, l'étourdissement, le vertige, etc.

L'usage des bains chauds trop fréquents et trop prolongés exerce une influence débilitante sur l'organisme. Au point de vue hygiénique, ils doivent donc être proscrits.

Des étuves, bains russes, bains turcs, maures, etc. — Les étuves sont des salles dans lesquelles les malades sont soumis au contact de vapeurs sèches ou humides.

L'*étuve humide*, ou le *bain de vapeur*, est un agent puissant de sudation. La transpiration produite fait subir au corps une perte qui peut atteindre jusqu'à 400,000 et tout à fait exceptionnellement 800 grammes.

Les bains de vapeur souvent répétés exposent donc l'organisme à des causes d'épuisement. Aussi a-t-on imaginé, pour mettre le corps à même de réagir contre l'état d'épuisement amené par le bain de vapeur, de faire suivre l'application chaude d'une douche froide ou d'un bain froid. C'est cette pratique à laquelle on a donné le nom de *bain russe.*

Les *étuves sèches* sont des salles dont la température est à un degré plus ou moins élevé, et qui peut être poussée jusqu'à 100°. Ces étuves provoquent la transpiration, activent le pouls, échauffent la peau, mais n'agissent pas sensiblement sur la respiration. Ce procédé de balnéation employé négligemment n'est pas exempt de danger.

L'étuve sèche occasionne chez les personnes nerveuses une grande surexcitation. Elle peut, en produisant une certaine excitation cérébrale, provoquer des vertiges ou une syncope.

Comme pour l'étuve humide, il est utile de soumettre le corps, au sortir de l'étuve sèche, à une application froide, et c'est là la base des *bains turcs* et des *bains maures.*

Hydrothérapie. — Douches, ablutions, etc. — L'hydrothérapie et ses diverses pratiques sont regardées comme des agents hygiéniques de premier ordre, et adoptées de plus en plus par tous ceux qui ont souci de leur hygiène et de leur santé. C'est que ces pratiques sont faciles et rapidement faites. Elles n'ont pas les inconvénients des divers systèmes de balnéation, de fatiguer quelquefois et de prendre un temps assez long.

Administrée sous forme de douche, d'ablution, d'immersion, l'eau froide, pourvu que son application soit de courte durée, donne de la tonicité et de la souplesse aux muscles, et active les diverses fonctions de l'économie.

En été, l'eau froide est d'un précieux secours pour corriger les mauvais effets de la trop grande chaleur; en hiver, elle maintient la chaleur propre en équilibre, en activant les combustions intérieures. Un des grands avantages, en outre, des applications froides quotidiennes, c'est d'habituer le corps à supporter les brusques variations de température.

XV. — DE L'EXERCICE

SON INFLUENCE SANITAIRE. — DE LA MARCHE, DE LA COURSE, DE L'ÉQUITATION.

La *gymnastique* est cette partie de l'hygiène qui régularise le développement et l'entretien des fonctions de l'appareil locomoteur par l'exercice artificiel.

Les mouvements *gymnastiques* diffèrent des mouvements *habituels* en ce qu'ils sont pratiqués selon certaines règles déduites de la physiologie et de l'expérience. Nous ne nous tenons pas bien, *naturellement ;* la gymnastique enseigne et apprend à conserver une attitude normale, celle qui, avec la moindre somme de fatigue, laisse aux organes la plus grande liberté et conserve la régularité des formes.

L'*attitude* est donc le premier élément de la gymnastique. Or, on peut multiplier à l'infini les attitudes et prendre des types, soit dans les usages habituels des membres, soit dans la statuaire. Conserver une attitude pendant un certain temps est un exercice très efficace.

Gymnastique respiratoire. — On sait qu'à l'état normal la moyenne des inspirations, chez l'homme adulte, est de dix-huit par minute, et que, chez les personnes non exercées, ce chiffre peut être rapidement quintuplé ; or, l'habitude des exercices respiratoires doit permettre d'exécuter les plus grands efforts, sans dépasser quarante inspirations par minute. Tout exercice qui entraîne plus de cinquante inspirations par minute n'est pas en proportion avec les forces de l'individu qui l'exécute.

Le *chant*, la *lecture à haute voix* (vociférations des anciens), doivent être considérés comme d'importants exercices pulmonaires.

De la marche, de la course et du saut. — Nous ne parlons pas ici de la *marche*, bien qu'à vrai dire elle constitue un important exercice. Mais elle rentre trop dans les usages de la vie quotidienne pour qu'il soit nécessaire d'en étudier les applications gymnastiques. Disons toutefois que l'attitude du corps et des pieds doit être l'objet d'un véritable enseignement, car les enfants et les jeunes gens prennent fréquemment des habitudes vicieuses qui engendrent des déformations souvent définitives.

La course est un véritable exercice gymnastique, trop abandonné en France.

Physiologiquement, la course modérée, celle qui permet de parcourir 200 mètres par minute, est l'un des moyens les plus propres à développer les organes thoraciques, et à permettre aux poumons de fournir, sans fatigue, tout leur travail utile. Il est évident que ce n'est que par un entraînement, pratiqué pendant la jeunesse, que l'on peut arriver à acquérir les qualités du coureur, et encore faut-il les entretenir, de temps à autre, par un exercice progresif. Les coureurs anglais, que nous ne donnons pas comme modèles d'hygiène, sont parvenus à parcourir 30 lieues en 15 heures. Les coureurs arabes, les *Rekas*, qui sont maintenant disparus, couraient 20 heures par jour, plusieurs jours de suite. Les *Sais* actuels du Caire courent, devant les voitures, aussi longtemps que les chevaux eux-mêmes.

Pour celui qui sait courir, la marche n'est qu'un jeu, et il est d'ailleurs à noter que la course au milieu d'une marche, c'est-à-dire un changement d'allure, repose le marcheur et lui permet de reprendre aisément un pas accéléré.

Nous avons peu de choses à dire du *saut* et de ses nombreuses variétés. Indépendamment de ses avantages musculaires, le saut développe à un haut degré le coup d'œil, l'adresse, le sang-froid ; il habitue à la mesure des distances et à proportionner exactement l'effort au but à atteindre.

Nous plaçons ici quelques figures qui, mieux que toute description, montreront les mouvements gymnastiques utiles ; elles sont extraites du *Manuel de gymnastique à l'usage des jeunes filles*, que le ministère de l'instruction publique a récemment publié.

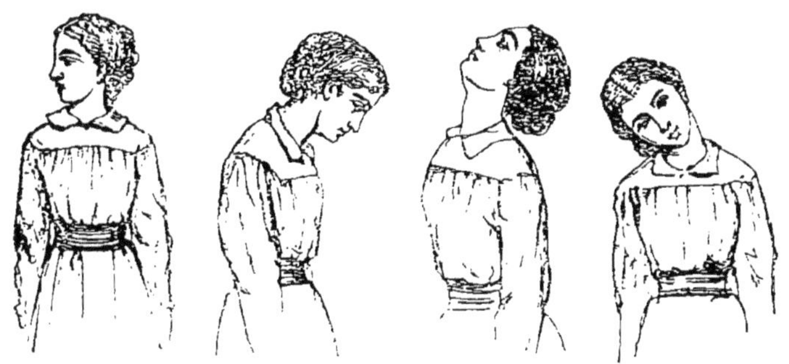

Fig. 64, 65, 66 et 67. — Mouvement de la tête.

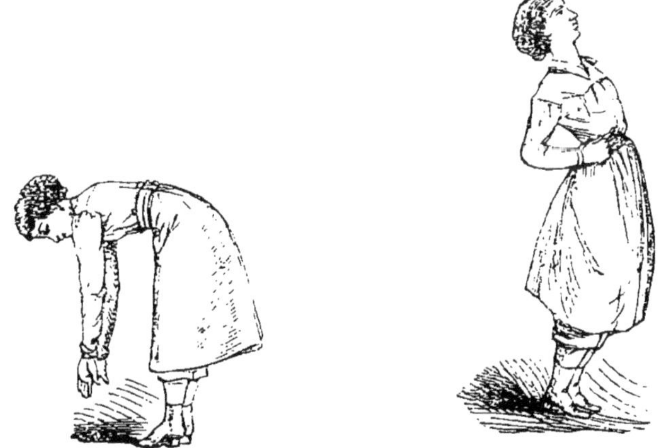

Fig. 68 et 69. — Mouvements du tronc.

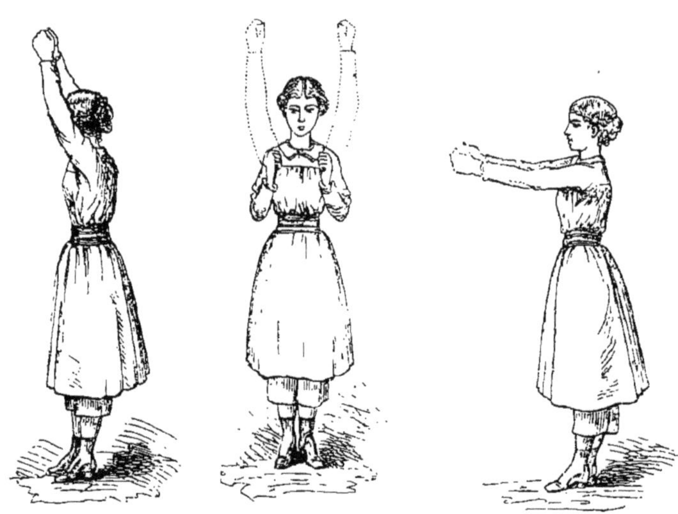

Fig. 70, 71 et 72. — Mouvements des bras.

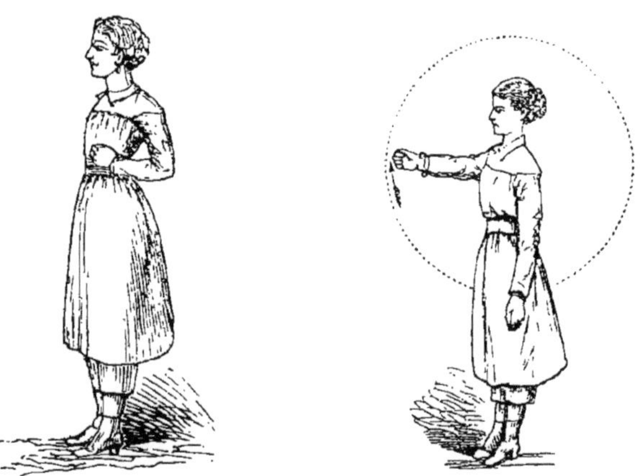

Fig. 73, 74. — Mouvements des bras (suite).

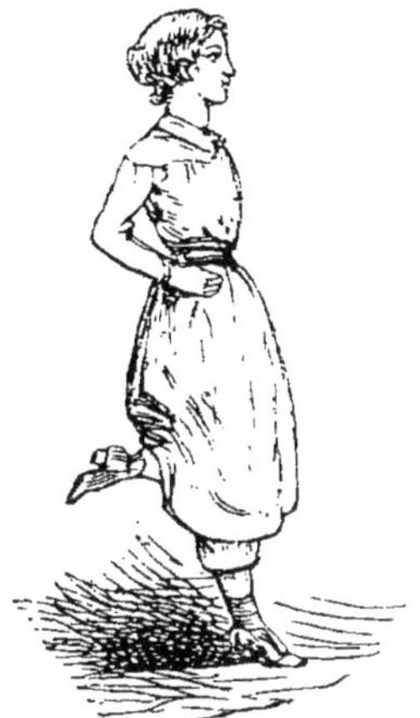
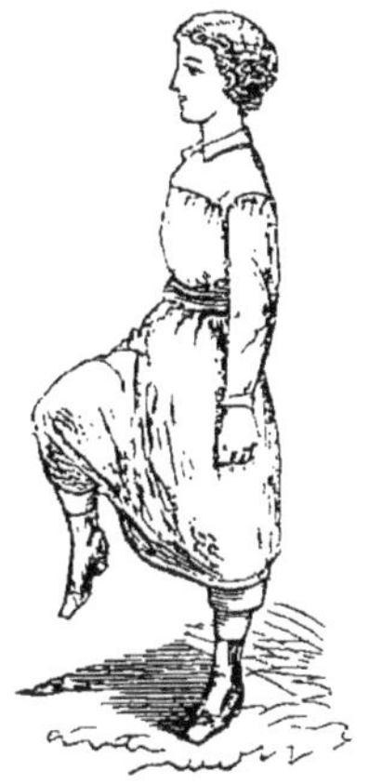

Fig. 75 et 76. — Mouvements des jambes.

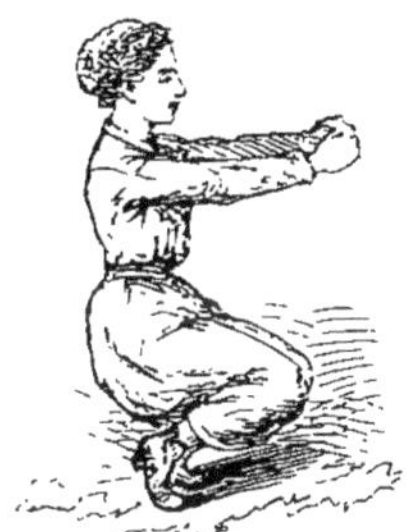

Fig. 77. — Mouvements des bras et des jambes.

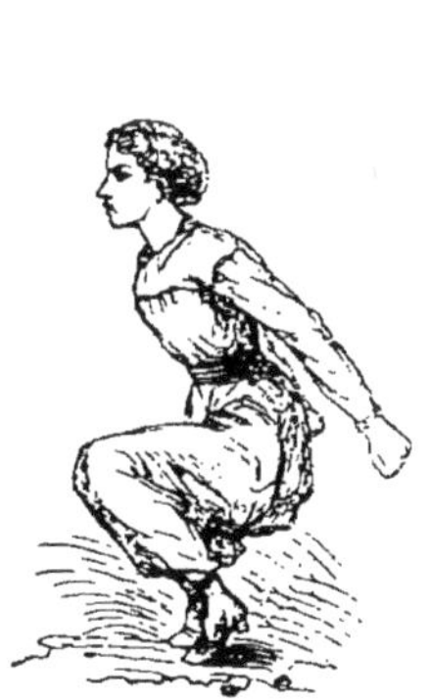
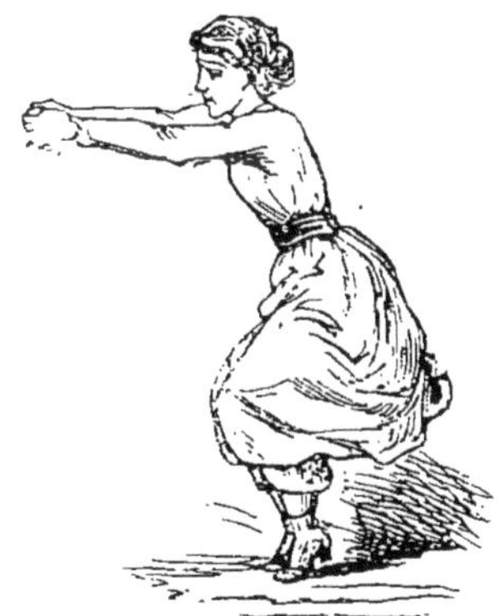

Fig. 78 et 79. — Sauts.

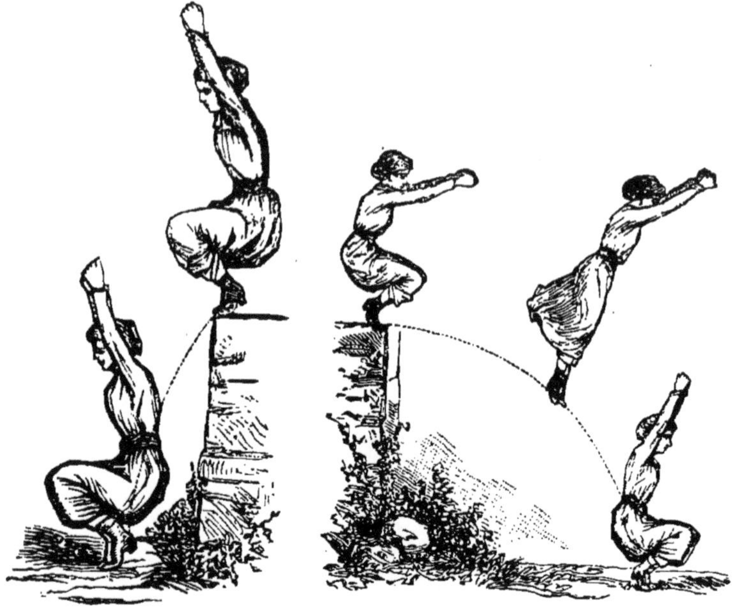

Fig. 80 et 81. — Sauts (suite).

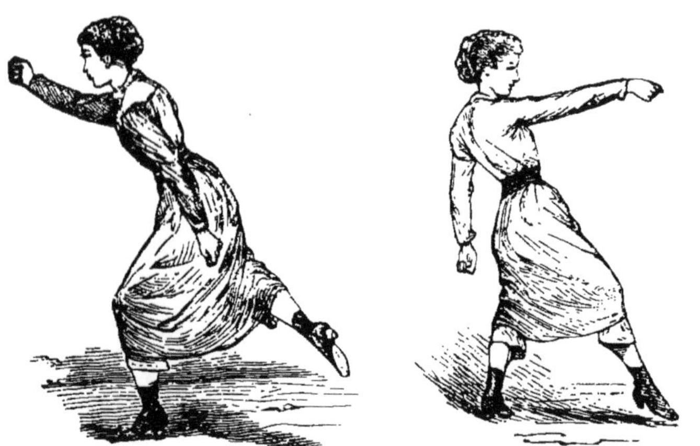

Fig. 82, 83. — Équilibres.

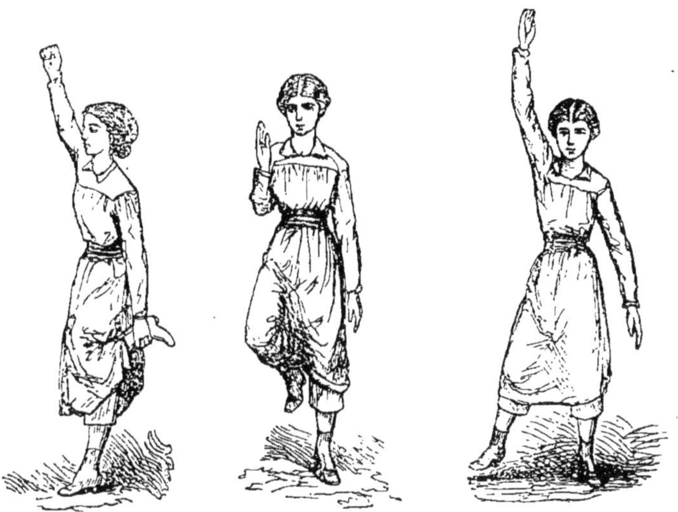

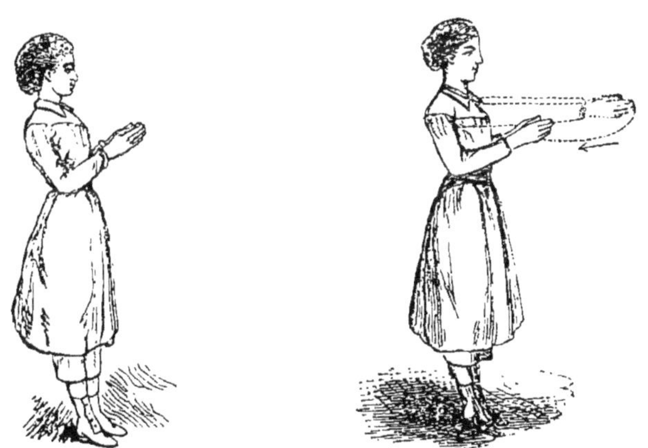

Fig. 84, 85, 86 et 87. — Exercices de rotation.

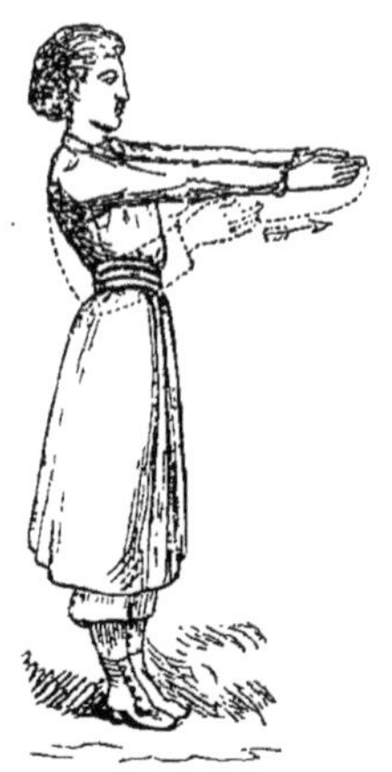

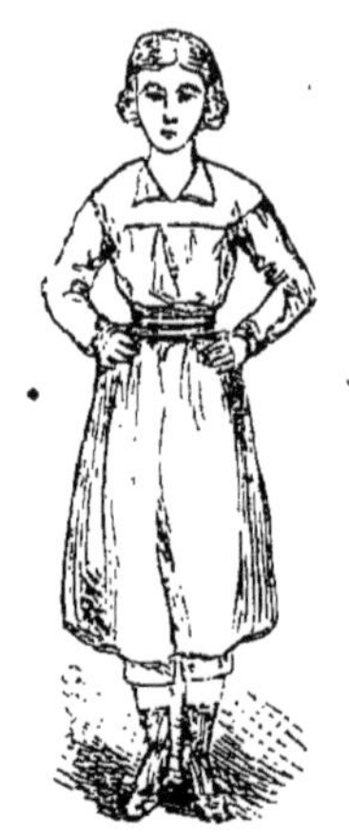

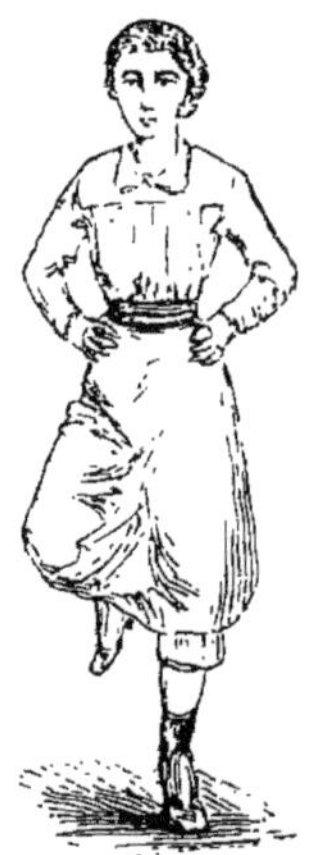

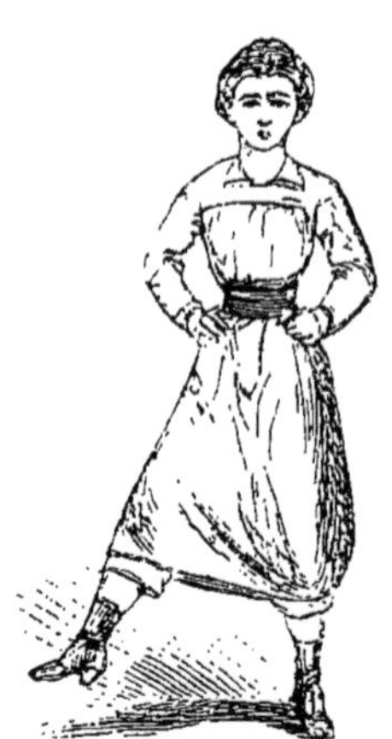

Fig. 88, 89, 90, 91. — Exercices de rotation (suite).

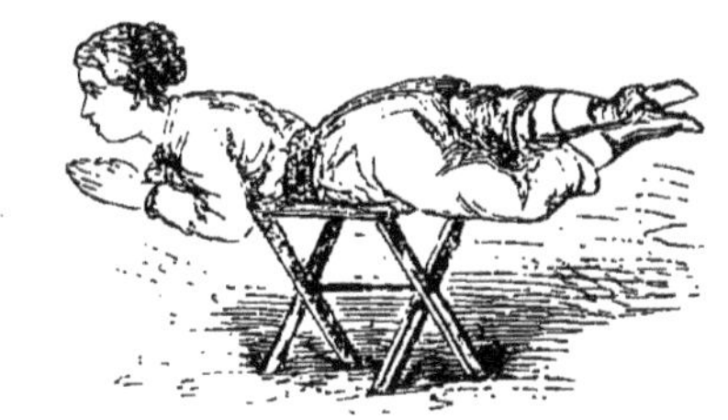

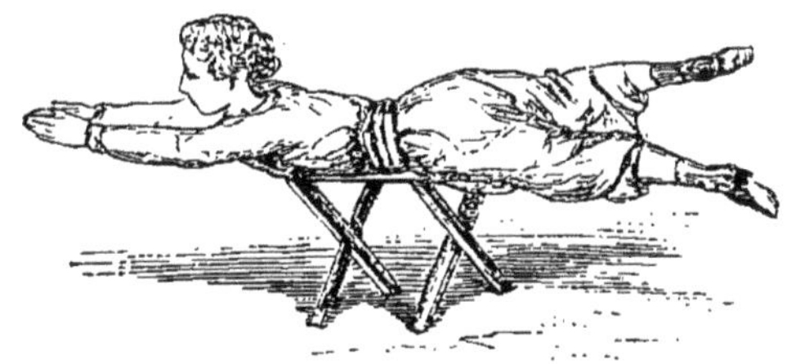

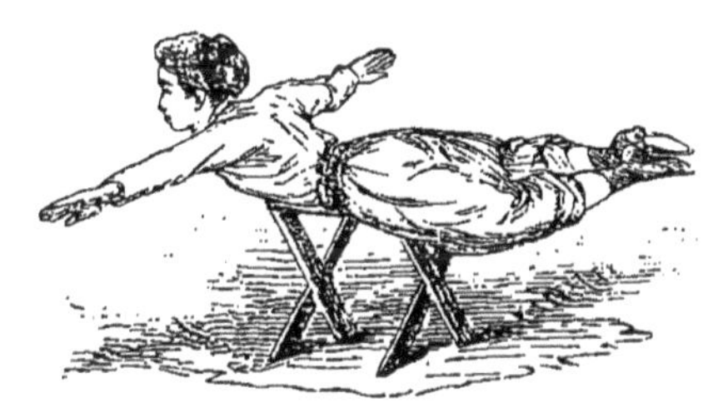

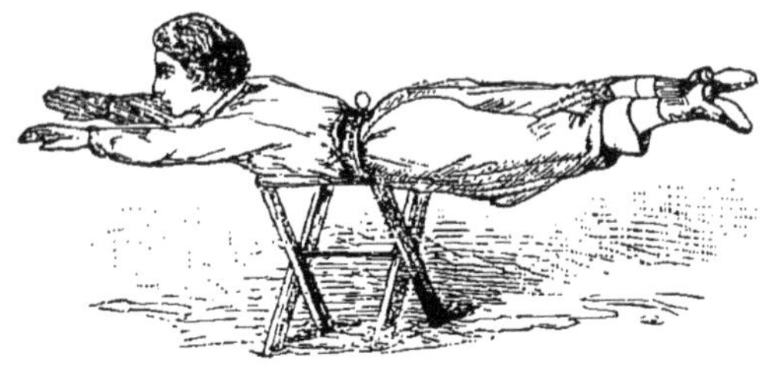

Fig. 92, 93, 94 et 95. — Exercices de rotation (suite).

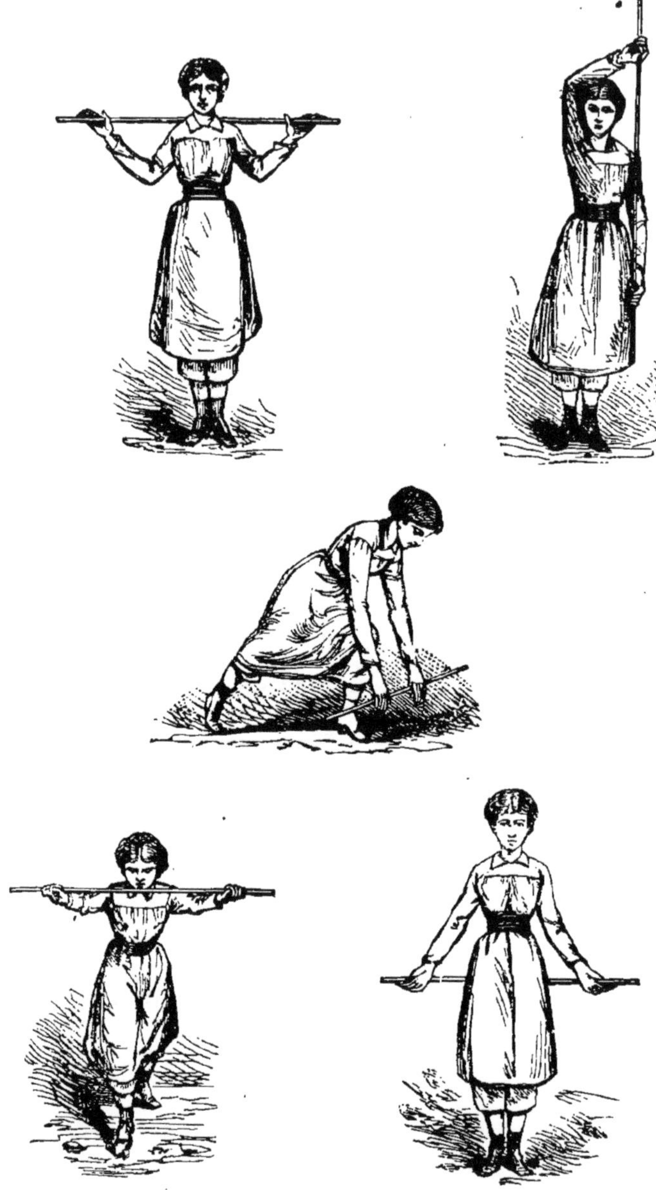

Fig. 96, 97, 98, 99 et 100. — Exercices au bâton.

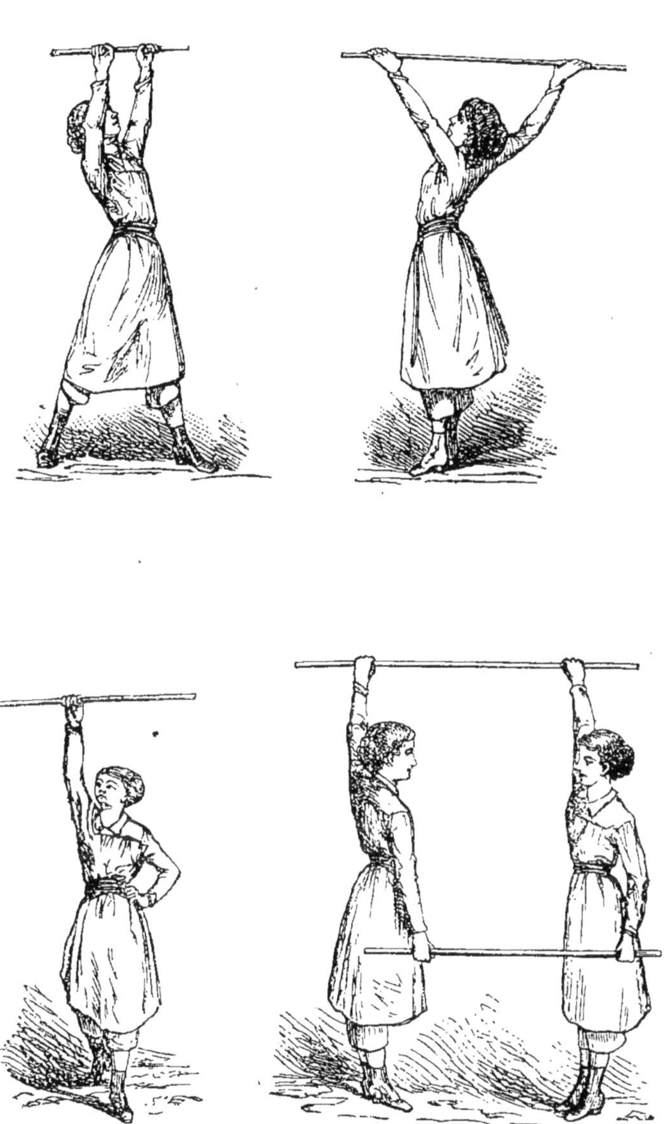

Fig. 101, 102 et 103. — Exercices au bâton (suite).

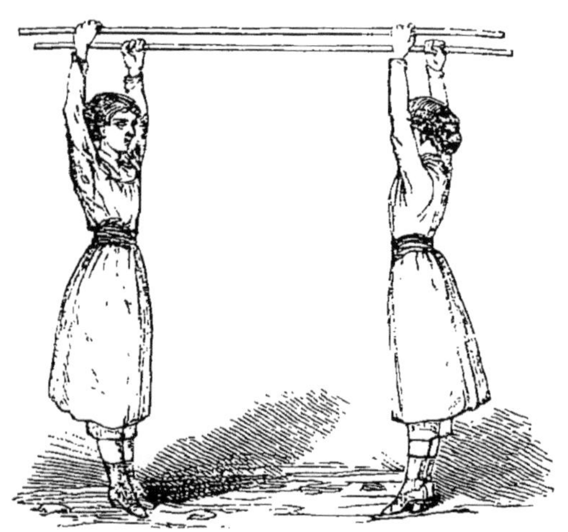

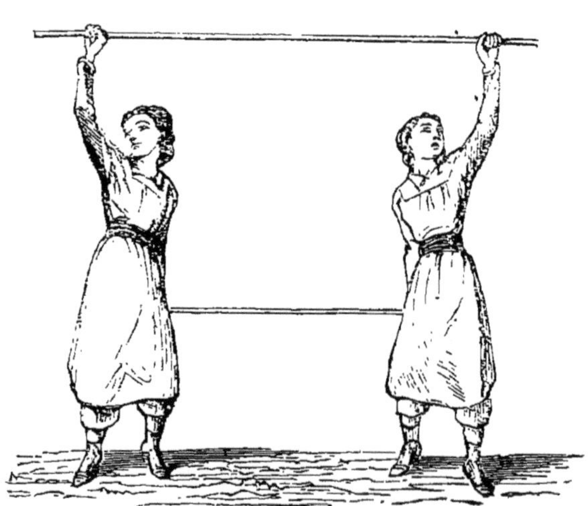

Fig. 104 et 105. — Exercices au bâton (suite).

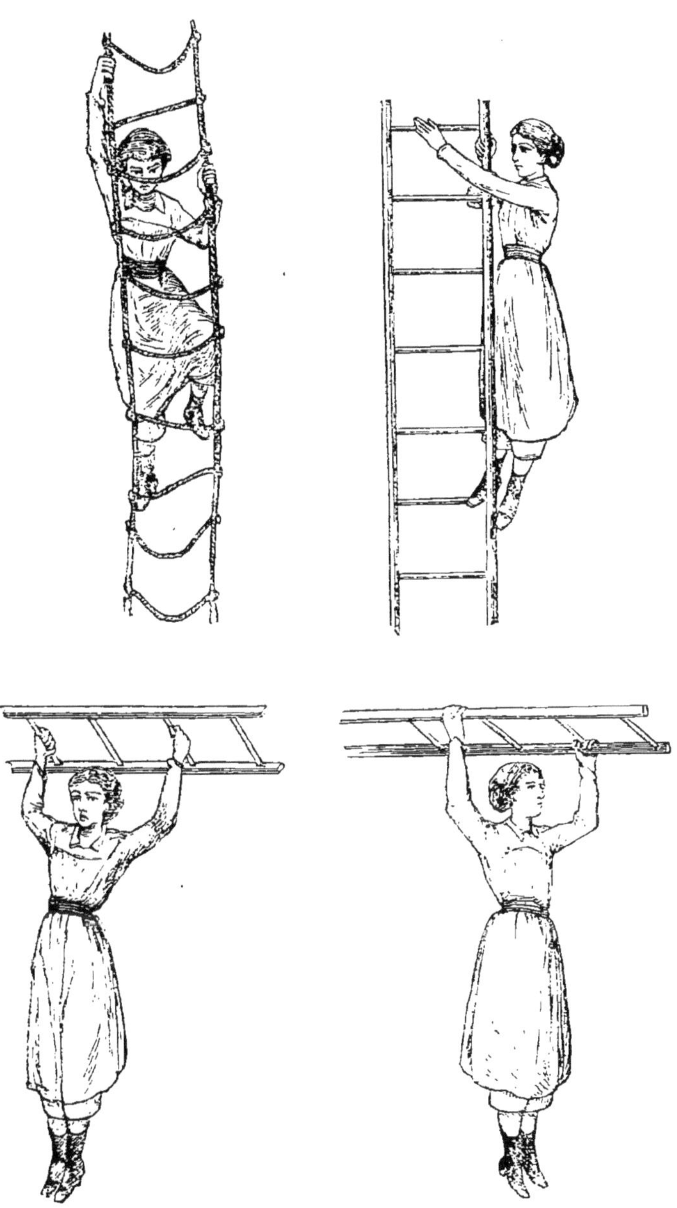

Fig. 106, 107, 108 et 109. — Exercices aux agrès (Échelles).

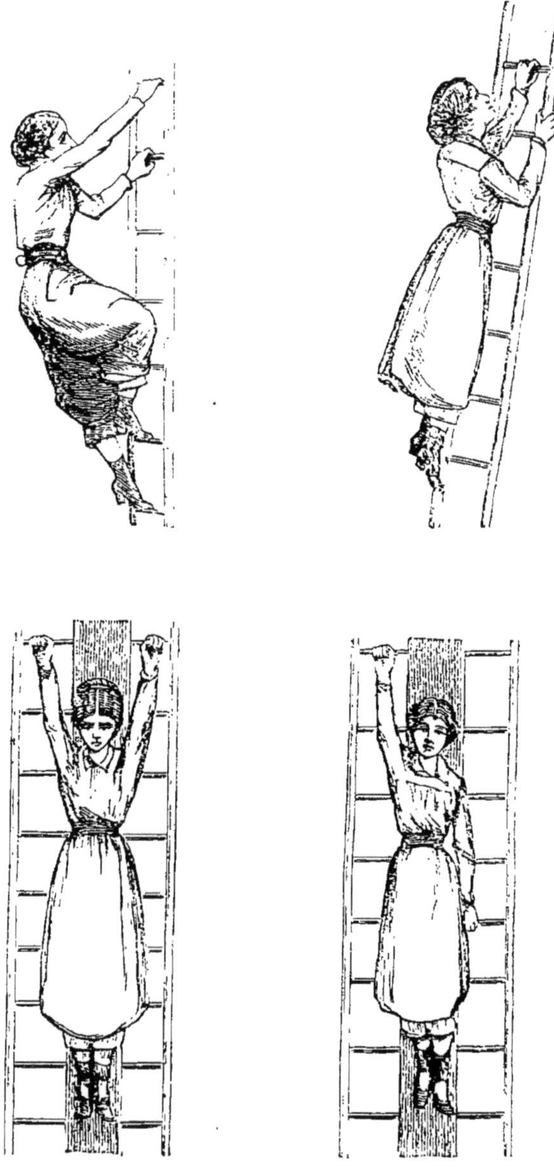

Fig. 110, 111, 112 et 113. — Exercices aux agrès (Échelles) (suite).

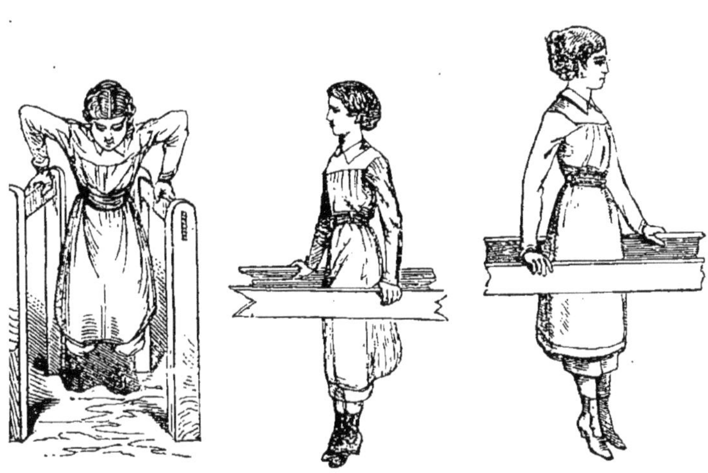

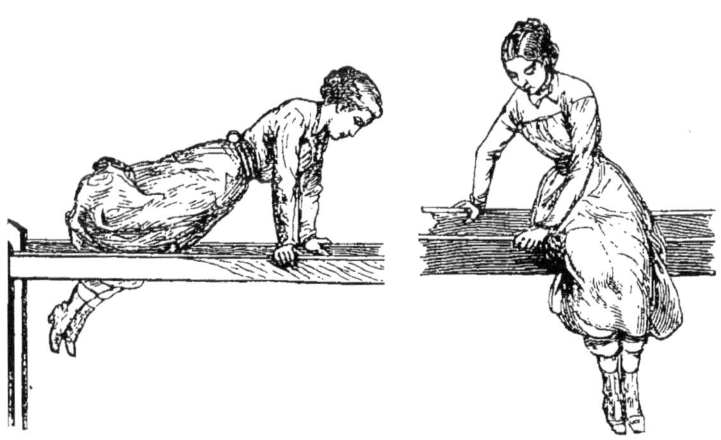

Fig. 114, 115, 116, 117 et 118 — Exercices aux agrès (Barres parallèles).

XVI. — DES HABITATIONS

SOL. — EXPOSITION ET DISPOSITION DES MAISONS. — CUBE D'AIR.

L'homme a cherché de tout temps un abri contre les intempéries des divers climats qu'il habite et un refuge contre ses adversaires. A l'époque la plus reculée où il nous est impossible de retrouver des vestiges de l'humanité, aux temps préhistoriques, les rudes chasseurs qui combattaient les animaux féroces avec des pierres à peine aiguisées cherchaient à se loger dans les anfractuosités du sol, abri primitif fourni par la nature elle-même et que les travaux les plus grossiers pouvaient convertir en une demeure relativement assurée.

L'habitude de se loger dans les cavernes et les creux des rochers n'est pas aujourd'hui perdue. En Géorgie et dans la partie méridionale de la Russie, les habitants vivent au milieu de la steppe dans des habitations souterraines où ils se trouvent à l'abri du froid. Cette coutume paraît avoir existé de tout temps en Arménie, et Xénophon, dans la retraite des Dix Mille, rapporte comment les Grecs, transis de froid au milieu des neiges qui couvraient la plaine, furent heureux de recevoir l'hospitalité dans ces vastes souterrains où les familles s'entassaient pêle-mêle avec leurs bestiaux. Dans d'autres circonstances, des conditions climatologiques et sociales différentes ont amené de tout autres habitudes. En Suisse, en France, en Lombardie et dans presque tous les pays de l'Europe, on a vu des populations entières se réfugier au sein des eaux et se construire des habitations lacustres dont le type n'est pas encore entièrement perdu. On peut en rapprocher ces nombreuses populations de la Chine et de la Malaisie dont la vie tout entière se passe dans des bateaux, à tel point que, dans certaines localités, les habitants, d'ailleurs bien développés du tronc et des épaules, ont les extrémités inférieures atrophiées par défaut d'exercice.

Dans les grandes plaines de l'Asie, les populations nomades ont contracté l'habitude de vivre sous la tente, et ces mœurs qui persistent encore aujourd'hui sont devenues le point de départ de l'architecture de l'extrême Orient; car la maison chinoise et japonaise procède évidemment de la tente comme type et comme modèle primitif. Au reste, dans le dernier de ces deux pays, la fréquence extrême des tremblements de terre oblige les habitants à se construire des maisons extrêmement légères, véritables cases de bois et de papier, dont le principal inconvénient consiste à prendre feu avec une déplorable facilité.

Dans les régions arctiques, on voit les Esquimaux se construire des maisons de glace. Ce sont des cabanes peu élevées, en forme de dôme, dans lesquelles on entre en rampant par une étroite ouverture. Des morceaux de glace peu épais servent de vitre et répandent dans l'intérieur une lumière douce, semblable à celle qui filtre à travers le verre dépoli. Un banc de glace, recouvert de peaux de phoque, règne à l'intérieur de l'habitation. C'est le siège, c'est le lit, c'est presque le seul meuble des habitants. A l'intérieur de ces maisons où l'on fait la cuisine dans des os de baleine, en brûlant de la graisse de phoque, la principale préoccupation des indigènes est d'empêcher la température de s'élever au-dessus de zéro ; car, à ce point, l'habitation commence à s'écrouler. La ville d'Uppernawik, la plus septentrionale des stations danoises en Amérique, est entièrement composée de maisons de ce genre, à l'exception de trois bâtiments en bois dont le principal est l'habitation du gouverneur.

On le voit : dans tous les pays, l'homme s'adaptant aux conditions climatologiques, aux exigences sociales et aux matériaux qu'il avait sous la main, a construit des habitations des types les plus divers, et nous voyons encore aujourd'hui qu'en Suisse et en Norvège les habitations sont presque entièrement construites en bois, tandis qu'en Angleterre on use principalement de la brique que fournit en si grande abondance l'argile du sol, tandis que dans les pays semés de rochers granitiques les monuments et les habitations sont presque entièrement construits en pierre.

Au milieu de ces conditions si diverses, l'hygiène ne perd pas ses droits ; il existe des règles générales applicables à toutes les constructions et qui prescrivent d'établir une ventilation suffisante, d'observer certaines règles sous le rapport des proportions, de fournir à chaque instant une quantité suffisante de lumière, d'y distribuer également le calorique. Nous allons donc nous occuper de l'hygiène des habitations, en nous plaçant surtout au point de vue des pays que nous habitons.

1° *Cube d'air.* On doit admettre que l'air contenu dans une pièce doit suffire aux besoins de ses habitants, sans être renouvelé, pendant la plus longue période de séjour qu'ils pourront y faire. Or, il est admis qu'une pièce habitée par un adulte doit renfermer de 20 à 60 mètres cubes d'air par tête; dans ces conditions qui sont loin d'être remplies dans les quartiers populeux, ces chambres pourront être habitées sans inconvénient.

On admet en général qu'un adulte absorbe de 20 à 25 litres d'oxygène par heure et qu'il exhale dans le même espace de temps de 15 à 20 litres d'acide carbonique. Ainsi donc, au bout de 8 heures, un adulte confiné dans une chambre de 30 mètres cubes de capacité aura lancé environ 200 litres d'acide carbonique dans une atmosphère de 30,000 litres. L'air de cette chambre contiendra alors environ 7 millièmes d'acide carbonique. L'air expiré par les poumons en contient environ 7 fois plus.

On éprouve déjà un sentiment de malaise dans une atmosphère qui contient de 7 à 8 millièmes d'acide carbonique. Il faut donc éviter de dépasser ce chiffre, et le meilleur moyen d'y parvenir, c'est la ventilation que nous étudions plus loin.

2° *Chauffage.* Il ne suffit pas de respirer, il faut encore lutter contre la température extérieure. Le problème se présente dans des conditions absolument inverses dans les pays chauds et dans les pays froids. Ici l'on recherche, là on évite la chaleur. Les habitations mauresques du nord de l'Afrique, avec leur absence de fenêtres donnant accès aux rayons du soleil, et leurs cours intérieures rafraîchies par des fontaines sur lesquelles s'ouvrent toutes les pièces de la maison, sont un type de ce qui convient aux pays chauds, et l'on doit regretter qu'en Algérie l'architecture européenne, moins appropriée au climat, se soit substituée à l'architecture indigène.

Dans les pays froids, au contraire, il faut se chauffer et c'est à quoi l'on parvient par mille moyens divers. Le meilleur de tous les systèmes est celui de la Russie : les murs doubles, renfermant entre eux un espace dans lequel on fait du feu. Mais dans l'Europe occidentale on a recours à des moyens moins absolus. Il y a une sorte d'antagonisme entre ces deux indications à remplir, la ventilation et le chauffage des bâtiments. Voilà pourquoi, dans les habitations de la classe ouvrière, tout étant subordonné à la crainte du froid, l'atmosphère est si souvent viciée. Le contraire a lieu trop souvent dans les bâtiments publics où de vastes salles bien aérées sont à peine réjouies par un rayon de chaleur.

3° *Éclairage.* Il est évident que l'éclairage est encore une cause d'altération de l'air, non seulement par la consommation d'oxygène qu'il nécessite, mais aussi par les gaz qui résultent de la combustion et qu'il lance dans l'atmosphère. Une bougie consumant 10 grammes d'acide stéarique par heure, ou bien 10 grammes d'huile qui brûlent dans une lampe, produisent, dans ce laps de temps, environ 15 litres d'acide carbonique, et dépensent 100 litres d'air à 15°. C'est à peu près la consommation d'oxygène d'un homme ordinaire. A Paris, un bec d'éclairage brûle de 130 à 150 litres de gaz par heure et enlève à l'air 190 à 220 litres d'oxygène. Il correspond par conséquent à la consommation de 9 à 10 adultes. Quant à l'éclairage au pétrole, il est encore plus nuisible et doit être complètement abandonné.

4° *Matériaux de construction et fondation des édifices.*

Au point de vue théorique, les matériaux à employer dans la construction d'un édifice devraient être solides et légers, réfractaires à l'humidité, mauvais conducteurs du calorique et inattaquables aux divers agents extérieurs qui peuvent exercer sur eux une action destructive. Mais, en pratique, on est souvent forcé de se contenter des matières que la nature du sol a mises à notre portée, et d'ailleurs, la destination des bâtiments impose souvent au constructeur un choix plus ou moins limité.

Commençons par établir les fondations de l'édifice. On choisit, autant que possible, un terrain sec, résistant, incompressible. Lorsqu'il fait défaut, on enfonce dans le terrain à une profondeur variable des pilotis ou des colonnes de maçonnerie faites avec du béton et du ciment hydraulique. Plusieurs des villes les plus importantes de l'Europe, Venise, Amsterdam et Saint-Pétersbourg, reposent sur des fondations de ce genre, qui paraissent offrir plus de solidité qu'on ne le suppose au premier abord.

En France où les matériaux abondent, les constructions présentent en général un grand caractère de solidité. Le granit, les calcaires, la pierre meulière, le grès, la craie, sont les principales variétés de pierre employées dans les constructions de notre pays. On fait aussi, dans certains départements, un usage considérable de la brique. Enfin, le bois, qui participe à toutes les constructions, n'est presque jamais appelé à les constituer en entier, sauf dans les vallées de montagnes et dans d'autres localités sauvages et peu fréquentées.

On a préconisé en Angleterre, où les incendies sont très fréquents, des constructions en fer et en verre (Palais de cristal); mais ces édifices très convenables au point de vue de la chaleur, de la lumière et de la ventilation, ne sont pas plus à l'abri du feu que les autres. L'incendie du Palais de cristal l'a bien prouvé.

Nous n'entrerons pas à ce sujet dans des détails qui intéressent plutôt le constructeur que l'hygiéniste. Nous dirons seulement que pour les édifices publics, témoignage permanent de la magnificence des grandes civilisations, des matériaux plus riches, plus recherchés et plus solides, seront généralement employés. Pour les habitations plus modestes, on utilisera presque toujours les matériaux que fournit le pays : et cependant les constructions monumentales de Ninive et de Babylone, bâties avec des briques de terre glaise desséchées au soleil, offraient à peu près la même composition que les modestes maisons de nos plus pauvres paysans. C'est que la solidité d'un édifice ne dépend pas seulement de la nature des matériaux : elle dépend aussi des soins apportés à la mise en œuvre, et surtout des influences si différentes du climat.

Dimension des bâtiments. — Il est évident que les proportions des bâtiments doivent varier suivant un grand nombre de circonstances, et plus spécialement suivant les usages du pays et le but que l'on se propose de remplir. Il faut donc distinguer ici les habitations privées des édifices publics.

Disposition des maisons. — Dans la plupart des villes de l'Europe continentale, les appartements sont distribués par étage, ce qui imprime aux maisons un cachet particulier. Toutes les pièces habitées par une même famille sont situées sur le même plan, ce qui constitue un grand avantage pour les facilités du service, mais en réduisant considérablement la proportion d'air et de lumière qui revient à chacun.

On est donc obligé de construire des cours intérieures, véritables puits, recevant l'air par en haut, qui, par leur étroitesse, deviennent des réservoirs de froid et d'humidité. Au point de vue de l'hygiène, les cours devraient être larges et spacieuses, dallées ou bituminées, pour éviter les interstices du pavage qui favorisent l'infiltration des eaux ménagères. Elles doivent être pourvues en même temps de moyens d'écoulement qui favoriseront le débit des eaux malpropres et de toutes les immondices qui s'accumulent à l'intérieur d'une grande maison.

Un point très important dans la disposition des appartements situés sur un seul plan est la situation de la *cuisine;* dans les maisons bien construites, elle est placée de manière à ne point incommoder les habitants par l'odeur des aliments, et à ne point les asphyxier par l'acide carbonique et l'oxyde de carbone que développe l'action du fourneau. Il faut, en outre, pourvoir les cuisines de moyens de ventilation puissants, dans l'intérêt des personnes qui doivent y travailler. Ces conditions sont absolument négligées dans la plupart des maisons d'ordre inférieur à Paris. Pour beaucoup d'ouvriers, l'appartement se compose d'une chambre dans laquelle on habite, on dort, on travaille, dans laquelle les enfants s'entassent pendant la journée et où toute la famille dort pêle-mêle pendant la nuit, et d'une cuisine située immédiatement à côté, le tout dans les conditions les plus défavorables au point de vue de l'aménagement, de l'espace et de la ventilation : souvent enfin l'ouvrier et la famille ne possèdent qu'une seule pièce, qui sert à la fois d'habitation et de cuisine; et l'on peut se demander alors si l'habitation d'un homme civilisé est bien supérieure, sous le rapport de l'hygiène, à la cabane du sauvage.

Des efforts sont depuis quelques années tentés de tous côtés en France pour remédier à un tel état de choses. Les figures 119 et 120 reproduisent,

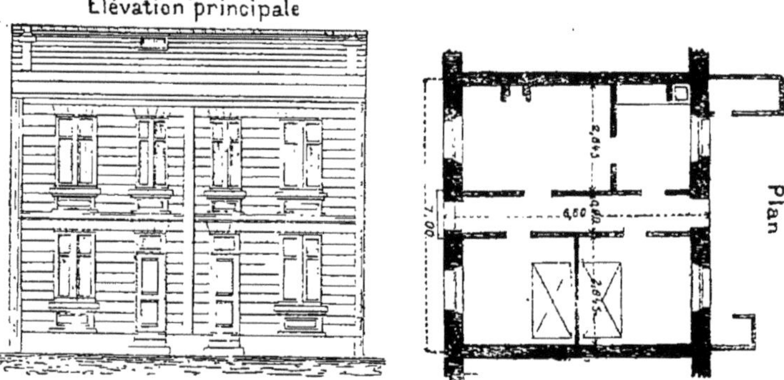

Fig. 119 et 120. — Élévation principale et plan de maisons à bon marché construites par M. Cacheux à Paris.

d'après l'ouvrage de MM. Napias et A.-J. Martin, l'élévation principale d'une maison à étage et le plan d'une maison à simple rez-de-chausée, construites d'après les principes d'une très grande économie par M. Cacheux à Paris. La première de ces maisons revient à 10,720 francs et peut convenir à 2 ménages; la seconde à 4,140 francs pour un seul ménage.

Dans les quartiers les plus riches de Paris, il existe, au-dessus des appartements les plus somptueux, des mansardes situées sous les toits et qui rappellent les fameuses prisons du conseil des Dix. On semble, en construisant ces réduits, n'avoir pensé aux règles de l'hygiène que pour les violer. Le peu d'épaisseur des murs, le voisinage immédiat des toits, la disposition intérieure de ces pièces, en font des réservoirs de chaleur pendant l'été, et pendant l'hiver des glacières, d'autant plus difficiles à réchauffer, qu'on a négligé d'y construire des cheminées.

En Angleterre, en Hollande, en Belgique, les maisons sont généralement affectées à une seule famille : l'espace dont on dispose alors est plus considérable et l'on peut joindre aux habitations des jardins qui font presque complètement défaut à Paris. Il ne faut point supposer cependant que les ouvriers soient beaucoup mieux partagés en Angleterre qu'en

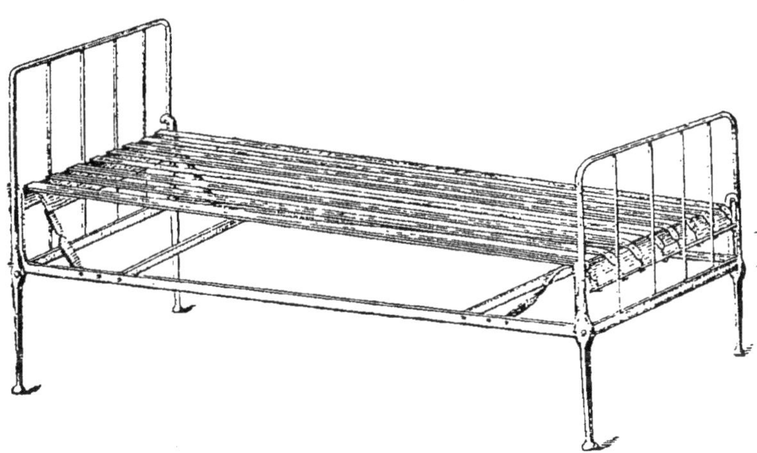

Fig. 121. — Lit en usage au Pavillon Tarnier de la Maternité de Paris (M. Sibillot, constructeur).

France, et nous invoquerons à ce sujet les témoignages des Anglais eux-mêmes.

Nous n'avons pas à entrer ici dans les considérations si nombreuses dont l'ameublement peut être l'objet au point de vue de l'hygiène; c'est là trop souvent affaire de mode. Il est une partie du mobilier qui mérite cependant une attention toute particulière, c'est le lit qu'il importe d'avoir aussi simple que possible et d'un nettoyage facile; à cet égard, la figure 121 représente le lit récemment mis en usage au Pavillon Tarnier de la Maternité de Paris et qui offre de très grands avantages au point de vue de l'hygiène et de la commodité du couchage. Le sommier des lits ordinaires y est simplement remplacé par des bandes métalliques tendues aux deux extrémités par des écrous.

ÉDIFICES PUBLICS.

L'hygiène ne peut intervenir dans la disposition des édifices publics que pour exiger que les conditions nécessaires au point de vue de la santé soient mises en rapport avec le but primitif que la société s'est proposé. Les actes publics, les cérémonies religieuses, l'instruction, la sécurité, la défense militaire, les plaisirs d'une grande ville, exigent des bâtiments construits et aménagés en vue d'un objet spécial. Il s'agit pour l'hygiéniste de faire coïncider avec les règles de l'hygiène les dispositions exigées par la destination de l'édifice.

Édifices religieux. — Les magnifiques constructions monumentales qui de tout temps ont excité l'admiration des artistes, les *cathédrales* et les grandes *églises du moyen âge* sont aussi mal construites que possible pour répondre aux besoins de l'hygiène dans nos climats froids et humides. L'immensité du vaisseau, l'absence de compartiments, le dallage en pierre, la forme en croix latine qui est généralement adoptée, tout en imprimant à l'ensemble un cachet de grandeur qui parle à l'esprit et qui satisfait les yeux, sont des obstacles absolument insurmontables aux règles prosaïques du chauffage et de la ventilation. Comment échauffer l'énorme étendue d'une construction pareille ? Comment empêcher des torrents d'air froid de tomber des voûtes sur les épaules des fidèles ?

Ce n'est pas tout encore. On enterrait autrefois sous les dalles de l'église les corps de ses bienfaiteurs, et les vivants venaient aux heures des offices respirer les émanations de la mort. Cet usage est aujourd'hui complètement abandonné, du moins en France, mais on continue à décorer par des vitraux magnifiques les fenêtres qui devraient servir à renouveler l'air, à donner de la lumière, et qui restent éternellement fermées, manquant ainsi à leur but primitif et à leur destination rationnelle. Aussi, nul endroit n'est plus propice au développement de certaines maladies, et il paraît à peu près impossible de concilier avec les exigences du confortable moderne les règles architecturales qui ont présidé à la construction de ces grands monuments de l'art et de la foi de nos ancêtres.

Sans doute on retrouve des dispositions analogues dans les temples antiques et plus spécialement dans ceux de l'Égypte, qui dépassent par leurs proportions colossales tout ce que la civilisation a pu enfanter depuis : de vastes espaces destinés à recevoir des foules immenses et qu'il est impossible d'amener artificiellement à une température égale. Mais les conditions climatologiques étant absolument opposées, ce qui constitue chez nous un défaut devient au contraire ici un immense avantage. On cherchait en Égypte à fuir ce soleil dévorant qui brûlait la plaine, on cherchait avant tout l'ombre, l'espace et la fraîcheur. Ces conditions se trouvaient admirablement réunies dans ces temples majestueux où des forêts de piliers massifs abritaient sous leur ombre le troupeau des fidèles. Quant aux temples souterrains, destinés sans doute à des cérémonies mystérieuses, ils échappaient évidemment aux regards des profanes et ne s'ouvraient, selon toute apparence, qu'aux seuls initiés. On le voit, ces vénérables prédécesseurs des civilisations modernes avaient admirablement concilié les règles du plus grand art avec les exigences hygiéniques de leur climat, et ce ne sera pas leur moins grand titre de gloire que d'avoir su entretenir dans d'excellentes conditions de santé, suivant le témoignage unanime des historiens, une population de plus de vingt millions, dans un pays qui en nourrit à peine aujourd'hui trois millions dans les plus misérables conditions de l'existence.

Théâtres. — Dans nos *théâtres* modernes la disposition de la salle permet beaucoup mieux de remplir les conditions voulues; mais il faut l'avouer, on semble bien souvent n'avoir qu'une préoccupation unique : trouver dans un espace déterminé le plus de places possible. Il est évident qu'aucun artifice de construction ne peut prévaloir contre une disposition semblable. Néanmoins, pour opérer une ventilation convenable, il est des procédés qui sont connus depuis longtemps et qui sont appliqués partout avec plus ou moins de bonheur.

Écoles et lycées. — Dans ces établissements, il faut pour réunir les meilleures conditions de salubrité pourvoir largement au renouvellement de l'air et à l'arrivée de la lumière. Les salles d'études et les classes devront offrir un espace en rapport avec le nombre d'élèves qu'on y rassemble, condition, pour le dire en passant, qui n'est presque jamais observée.

La même remarque s'applique aux dortoirs. L'infirmerie doit spécialement attirer l'attention. Elle doit être située dans un corps de bâtiment séparé, pour éviter la propagation de certaines épidémies qui se développent avec tant de facilité pendant les premières années de la vie. Il n'est pas moins important de veiller à ce qu'une température convenable règne partout dans l'établissement. Les enfants, comme on le sait, sont particulièrement sensibles à l'influence du froid. Nous ne saurions donc approuver le précepte des médecins anglais qui conseille d'ouvrir les fenêtres des dortoirs pendant la nuit. Au reste, des cours et des jardins devront être annexés à l'établissement, pour servir aux jeux, aux exercices et aux promenades des élèves.

DE LA VENTILATION ET DU CHAUFFAGE.

Le moyen le plus simple, et en même temps le plus efficace pour opérer la ventilation, consiste à percer un édifice de larges fenêtres et à les ouvrir libéralement. Par ce moyen, comme nous l'avons déjà montré, on réduit presque immédiatement l'excès d'acide carbonique à la proportion normale. On dissipe moins facilement les miasmes organiques et les ferments pathologiques par des procédés aussi simples.

Dans nos climats froids on craint la pénétration directe de l'air extérieur. Dans les pays chauds, au contraire, les maisons sont habituellement construites en matériaux légers et poreux qui laissent filtrer une atmosphère tiède et produisent ainsi la meilleure et la plus agréable de toutes les ventilations. Dans l'Inde transgangétique, on construit des maisons dont les murs sont en treillage de bambou tapissé de nattes; l'air y circule librement, sans produire de courant, grâce aux mille obstacles contre lesquels il se brise en entrant. Dans d'autres pays, on laisse, à la partie supérieure des pièces habitées, de larges ouvertures qui font communiquer les appartements avec l'air extérieur. Mais il est évident que de tels procédés ne sont applicables qu'aux climats privilégiés de la zone tropicale et que c'est à d'autres moyens qu'il faut recourir dans les pays soi-disant tempérés. Sous notre climat le problème à résoudre peut se résumer en deux mots : renouveler l'air sans abaisser la température.

Dans les maisons privées, les cheminées à feu ouvert et possédant un bon tirage sont l'un des meilleurs moyens de ventilation qu'on puisse employer.

Dans les édifices publics deux systèmes principaux résument tous les procédés employés. Dans le premier l'air est *aspiré*, dans le second il est *refoulé*. (Ventilation par *aspiration* et ventilation par *propulsion*.)

CHAUFFAGE.

Le procédé primitif employé pour chauffer les lieux habités consiste à allumer du feu sur le sol, au milieu de l'habitation, et à laisser la fumée s'échapper par une ouverture ménagée dans le toit. C'est le procédé des Indiens d'Amérique, celui des peuplades primitives et des sauvages que la rigueur de leur climat oblige à faire perpétuellement du feu. D'après Darwin, les Fuégiens ou habitants de la Terre de feu, très incomplètement vêtus sous une température des plus sévères, cherchent à résister au froid par des brasiers allumés qu'ils transportent partout, et même à l'intérieur de leurs bateaux de pêche. Nos aïeux, en plein moyen âge, ne connaissaient guère de meilleur procédé. Une ouverture pratiquée au plafond laissait échapper la fumée d'un feu allumé au beau milieu de la salle. C'est beaucoup plus tard que l'usage des cheminées se répandit.

En Espagne et en Italie, on employait des brasiers, *braseros*, sortes de bassines en cuivre dans lesquelles on brûlait du charbon. Il est évident qu'un tel procédé n'est applicable que dans les pays chauds, où le mauvais état des clôtures, et souvent l'absence de vitres aux fenêtres, permettent à l'acide carbonique de s'échapper librement.

Quant aux cheminées, leur existence ne peut être fixée avec certitude avant l'année 1347. Une inscription trouvée à Venise, et portant cette date, nous apprend qu'un tremblement de terre en renversa un grand nombre. C'était là incontestablement un grand perfectionnement ; mais pendant tout le moyen âge la disposition des foyers était extrêmement vicieuse, la forme carrée du foyer ne se prêtait nullement à la réflexion du calorique. L'ampleur de la cheminée ne permettait guère à la chaleur de rayonner dans l'appartement : elle était entraînée presque tout entière au dehors, et ce qui le prouve c'est qu'on prenait plaisir à installer des sièges dans l'intérieur de la cheminée elle-même pour jouir plus directement de la chaleur du feu. C'était probablement la seule place un peu chaude dans toute l'étendue de la salle.

Les progrès réalisés sous ce rapport ont complètement modifié l'état de la question. Nous allons indiquer les principaux appareils de chauffage employés en France.

Le chauffage s'y fait par des cheminées, par des poêles, par des calorifères, par la circulation de l'air chaud, de la vapeur et de l'eau chaude.

Le plus grave inconvénient des cheminées provient de la perte de calorique qui résulte de ce mode de chauffage. Nous ne voulons pas entrer ici dans les considérations de physique et de mathématique que soulève cette question; disons seulement que la proportion de chaleur utilisée ne s'élève, pour le bois, qu'à 1/16 environ de la chaleur totale. Les 15/16 sont employés à chauffer l'air qui s'échappe par le tuyau. Le charbon de bois, le charbon de terre, et surtout le coke, utilisent 1/8 de la chaleur totale. Pour augmenter le rayonnement, on a placé autour du foyer des pans inclinés de faïence blanche qui réfléchissent vers l'appartement le calorique qui vient les frapper. Enfin l'usage des bûches économiques rend de grands services à cet égard. Celles-ci s'échauffent au contact du combustible, et, comme son pouvoir rayonnant est considérable, elles transforment le calorique de contact en calorique rayonnant, et par conséquent utilisable. Rien n'est plus agréable que le chauffage par les cheminées ouvertes; mais il n'est réellement pratique que lorsqu'on ne vise pas à l'économie.

Lorsqu'on veut utiliser une plus grande proportion de la chaleur produite, il faut recourir à d'autres appareils, et principalement aux *poêles*.

Les *poêles métalliques* ont l'inconvénient de chauffer très rapidement, ce qui est quelquefois un avantage; mais comme ils n'ont point de réservoir de calorique, la température s'abaisse très vite dès que le feu est éteint. En outre, il est certain que l'air subit une certaine altération, soit par la combustion des poussières organiques, soit par l'altération de son état hygrométrique, soit enfin par la diffusion de l'oxyde de carbone qui traverse les parois des poêles en fonte, lorsqu'elles sont portées à une température élevée.

Les *poêles* en *terre* ou en *faïence* diffèrent des poêles en *métal* par le peu de conductibilité de leur paroi et par la lenteur beaucoup plus grande avec laquelle l'échauffement se produit. Ces appareils donnent beaucoup moins de chaleur que les poêles en fonte, mais ont l'avantage de garder le calorique plus longtemps. C'est pourquoi, dans les pays vraiment froids, en Russie, en Suède, on leur donne la préférence. Dans l'Engadine, on voit, au milieu de toutes les pièces d'une habitation, un meuble en bois de forme carrée, qui va du haut en bas de la pièce : c'est le revêtement extérieur d'un poêle qui règne dans toute la hauteur de la maison et sert à y maintenir une température constante.

Le *poêle* dit *américain*, qui a joui d'une si grande vogue, a été cause aussi d'accidents graves. Il offre d'abord les inconvénients des poêles métalliques ; en outre, lorsqu'on place son tuyau dans une cheminée où le tirage n'est pas établi, le courant peut être dirigé en sens inverse et le gaz de combustion ramené dans l'appartement. Cet appareil doit être exclusivement placé dans des locaux où l'on ne séjourne pas trop longtemps, en s'assurant, bien entendu, que le tirage se fait convenablement. Son emploi dans une chambre à coucher doit être sévèrement proscrit. Quant aux appareils prétendus fumivores, sans tuyau, sortes de *brasero*, l'usage, dans les appartements, doit en être absolument interdit.

Les *calorifères* présentent le triple avantage de réaliser une grande économie de combustible, de ne jamais donner de fumée et de pouvoir entretenir une température égale dans toutes les pièces d'un grand établissement (hôpitaux, collèges, amphithéâtres, etc.).

Les calorifères sont à air, à eau chaude ou à vapeur. Les calorifères à air les mieux construits présentent, au point de vue de l'hygiène, toutes les qualités et tous les défauts des poêles. Construits en maçonnerie, ils s'échauffent lentement, mais conservent longtemps la chaleur, même après l'extinction des feux. Sont-ils construits, au contraire, en tôle ou en fonte, c'est le phénomène inverse qui se produit. Leur principal défaut consiste à dessécher l'air trop énergiquement. On lutte contre cet inconvénient par une variété d'appareils qui ne peuvent y remédier que très imparfaitement. On leur reproche d'ailleurs de dégrader les appartements, en laissant déposer de la vapeur d'eau condensée sur les carreaux des fenêtres, ainsi que sur les murs. Aussi les constructeurs sont-ils peu favorables à leur emploi.

Les *calorifères à vapeur* se prêtent mieux que les calorifères à eau à un chauffage rapide ; ils sont donc préférables lorsque le chauffage doit être continu.

Il ne suffit pas de produire et de répandre la chaleur dans les appartements, il importe de la conserver. Indépendamment de l'arrivée de nouvelles masses d'air, absolument indispensables pour la respiration, la déperdition qui s'opère par les parois des maisons soustrait plus ou moins rapidement le calorique. Supposons une pièce fortement chauffée et plus ou moins hermétiquement fermée; c'est surtout par les fenêtres qu'aura lieu la perte de chaleur. C'est, en effet, une plaque de verre de quelques millimètres d'épaisseur, qui sépare l'air intérieur de l'air extérieur. Aussi dans les temps froids voit-on des aiguilles de givre, des fleurs de glace se développer sur les carreaux, en raison de la condensation de la vapeur d'eau contenue dans l'atmosphère de la chambre. Dans les pays du Nord on obvie à cet inconvénient en établissant des fenêtres doubles, séparées par une certaine étendue d'air qu'on dessèche en répandant du sel ou tout autre corps hygrométrique entre les deux carreaux.

Quant aux parois des maisons, leur résistance à la déperdition de la chaleur dépend de la substance dont elles sont construites et de leur épaisseur. Il en résulte que dans la plupart des maisons de Paris, les étages supérieurs sont beaucoup plus difficiles à chauffer que les étages inférieurs. Les architectes, en effet, proportionnent l'épaisseur des murs au poids qu'ils ont à supporter, et telle maison dont les parois ont une épaisseur d'un mètre au rez-de-chaussée, ne présente que des murs de $0^m,50$ ou de $0^m,25$ à la partie la plus élevée. En un mot, la question a été résolue plutôt au point de vue de la solidité des bâtisses qu'au point de vue de l'hygiène et de la santé des locataires. Il faudrait, pour tout concilier, construire les étages supérieurs avec des matériaux plus légers ou plus mauvais conducteurs du calorique. Sous ce rapport, les briques creuses dont l'intérieur se prête à la circulation de l'air et qui présentent avec un poids inférieur une solidité égale à celle des briques pleines, sont appelées à rendre de grands services. On comprend, en effet, que les habitants des étages supérieurs, exposés par le peu d'épaisseur qui les entoure à sentir bien plus vivement les vicissitudes de la température extérieure, sont dans les conditions analogues à celles des climats extrêmes, le Japon, la Chine, la Sibérie, l'Amérique du Nord, le Canada, où la chaleur des étés et le froid des hivers sont également insupportables, tandis que les locataires des étages inférieurs, mieux protégés par les parois épaisses de leurs habitations, se trouvent placés par le fait dans un climat tempéré, comme celui de la France, de la Californie ou du Chili. Il faudrait étendre ces avantages à tous les habitants d'une seule et même maison. Tel est du moins le vœu que peut former un hygiéniste. C'est aux constructeurs qu'il appartient de le réaliser.

ÉCLAIRAGE NATUREL ET ARTIFICIEL. — MATIÈRES ÉCLAIRANTES. — GAZ. — ÉCLAIRAGE ÉLECTRIQUE. — ACTION SUR L'ŒIL DES RAYONS DIVERSEMENT COLORÉS.

La question de l'*éclairage* peut être étudiée à des points de vue extrêmement divers. La construction des appareils, la nature des substances employées comme combustibles, les procédés divers à l'aide desquels on parvient à augmenter, à modérer ou à répandre la lumière, sont des questions du plus haut intérêt, mais qui ne relèvent pas directement de l'hygiène.

En se plaçant au point de vue des résultats qu'il s'agit d'obtenir on peut dire que l'on cherche à se procurer le plus de lumière possible, avec le moins de frais possible, et dans les conditions les plus favorables à la santé. Ce dernier point, il faut bien le dire, est celui dont on se préoccupe le moins en général. En effet, les constructeurs, les architectes, les ingénieurs, qui s'occupent de l'éclairage des édifices publics, ne songent que fort médiocrement à la question hygiénique. On peut ajouter qu'ils ne possèdent pas en général les connaissances nécessaires pour la résoudre. Beaucoup de lumière à bon marché, telle est leur devise. Elle ne saurait être la nôtre, et l'on verra bientôt pourquoi.

Nous avons examiné, dans plusieurs des chapitres précédents, les altérations diverses que fait subir à l'atmosphère la combustion des diverses substances employées dans le but d'obtenir de la lumière. Nous nous proposons donc de n'étudier ici que les effets produits par les diverses espèces de lumières sur l'appareil de la vision.

On sait que la lumière solaire la mieux accommodée aux conditions de la vie est constituée par des rayons de diverses réfrangibilités et doués de plusieurs propriétés : éclairante, calorifique et chimique. Les rayons qui se rapprochent de la partie jaune du spectre solaire sont surtout éclairants; d'autres sont surtout échauffants; ils se rattachent principalement aux rayons rouges, et l'on sait que dans la partie obscure du spectre qui s'étend au delà, on trouve des rayons possédant des propriétés calorifiques, exerçant une influence sur le thermomètre. D'autres rayons enfin ont surtout une action chimique. Ils se groupent principalement autour de la partie violette du spectre solaire.

Combinés dans de justes proportions, comme ils le sont dans la lumière du soleil, ces divers rayons jouent un rôle des plus importants au point de vue de la vie et surtout au point de vue de l'excitation physiologique de l'appareil visuel. L'œil a besoin de lumière pour ne point s'atrophier et la clarté du jour lui fournit ce stimulant indispensable. Mais les divers appareils dont se sert l'homme pour remplacer la lumière solaire ont tous, au point de vue hygiénique, des inconvénients plus ou moins manifestes. Aussi les gens de la campagne qui n'abusent point de l'éclairage artificiel paraissent conserver presque toujours, jusque dans un âge très avancé, une vue beaucoup plus nette que les habitants des villes.

Cependant les divers procédés d'éclairage, qui tous, au point de vue hygiénique, sont défectueux, ne présentent pas à ce point de vue les mêmes inconvénients. Les plus avantageux sont ceux qui fournissent la plus grande quantité de lumière jaune; les plus nuisibles sont ceux qui joignent à leur pouvoir éclairant une puissante action calorifique et chimique. En effet, si la lumière est le stimulant naturel de la rétine, la chaleur et le pouvoir chimique lui sont inutiles sinon nuisibles. le dernier surtout, quand il se trouve en excès; et les propriétés physiques des milieux de l'œil correspondent au besoin physiologique de l'organe. On sait, en effet, que toutes les substances ne possèdent pas la même diathermanéité. Or les milieux de l'œil, loin d'être opaques, sont extrêmement transparents. Ils laissent passer les rayons éclairants; mais ils sont en même temps notablement athermanes et fluorescents, c'est-à-dire qu'ils protègent les parties profondes de l'œil contre l'invasion des rayons doués surtout de propriétés chimiques, dont l'action est inutile à la vision et peut même lui être nuisible. Or, de toutes les substances employées pour l'éclairage artificiel, celles dont la combustion donne le plus de lumière jaune, proportionnellement à la lumière rouge ou violette, sont les corps gras, d'origine animale ou végétale: la cire, l'huile, les bougies, etc. L'éclairage le plus parfait, à notre point de vue bien entendu, est donc celui d'une bonne lampe alimentée par une huile suffisamment pure, ou bien celui de plusieurs bougies stéariques. Toutefois le prix considérable et toujours croissant de ces substances tend à leur faire substituer de plus en plus la lumière obtenue par des hydrocarbures d'un prix beaucoup moins élevé. C'est ainsi que le pétrole, et surtout le gaz de l'éclairage tendent à se substituer aux anciens procédés. Or la lumière qu'on obtient avec ces diverses substances, et surtout le gaz, est extrêmement riche en rayons doués princi-

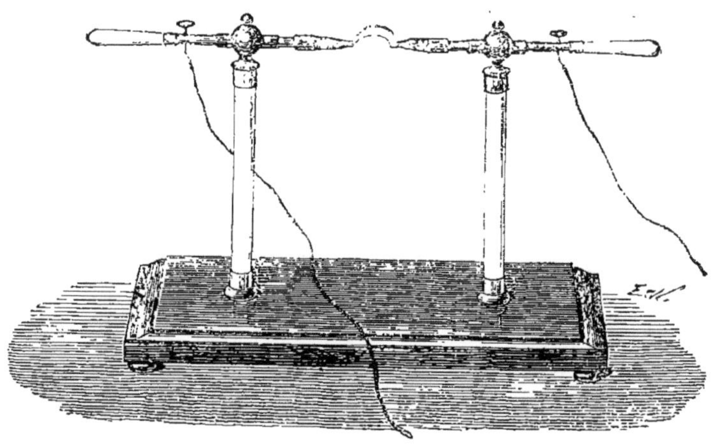

Fig. 122. — Arc électrique.

palement de propriétés calorifiques. Aussi, nous ne pouvons permettre l'emploi du gaz dans les salles d'études, dans les amphithéâtres et chez les particuliers qui travaillent le soir, que dans le seul cas où il est soumis à un régulateur.

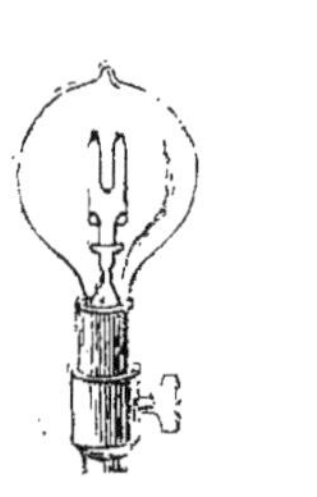

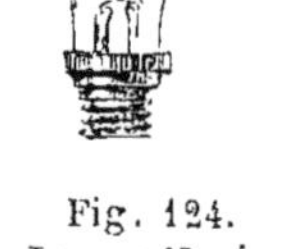

Fig. 123 Lampe Édison. Fig. 124. Lampe Maxim.

Quant à la lumière de l'arc électrique (fig. 122), elle soulève les mêmes objections. Toutefois les résultats obtenus récemment de divisibilité de la lumière électrique (lampe Edison, lampe Maxim) modifient le problème et en font espérer une solution satisfaisante (fig. 123, 124).

XVII. — MODE DE TRANSMISSION DE QUELQUES MALADIES CONTAGIEUSES

PRÉCAUTIONS A PRENDRE POUR LES PRÉVENIR. — ISOLEMENT ET DÉSINFECTION.

S'il est une classe de maladies où la préservation, quand elle est bien entendue, peut surtout devenir efficace, c'est assurément celle des *affections contagieuses;* aussi leur étude est-elle proprement du ressort de l'hygiène.

Ces maladies évoluent d'une façon toute spéciale; elles naissent dans un foyer, plus ou moins restreint d'abord, peuvent se propager ensuite par des modes de dissémination variables et frapper les habitants de toute une contrée ou de tout un continent; puis, après avoir exercé ces ravages, elles s'éteignent complètement ou imparfaitement, pour renaître plus tard, quand les conditions seront de nouveau favorables à leur éclosion et à leur dissémination. Les anciens, frappés de l'allure en apparence si étrange des maladies contagieuses, leur avaient attribué un caractère spécial de mystère et d'obscurité. La science moderne, mieux avisée, a déterminé d'une façon rigoureuse leur genèse et leur mode de propagation et, en les dépouillant du voile mystérieux qui les enveloppait, elle nous a appris à les prévenir et à les mieux combattre.

De tout temps on a eu une tendance marquée à attribuer l'origine des maladies transmissibles à un contage animé, à des organismes inférieurs vivant en parasites chez les sujets infectés. La découverte des infusoires par Leuwenhoeck parut donner une base sérieuse à ces simples vues de l'esprit. Les belles recherches de M. Pasteur sur les fermentations ont introduit dans le problème un élément nouveau et décisif. Il démontra que l'air atmosphérique est le réceptacle d'une infinité de germes vivants qui par leur multiplication si active déterminent les phénomènes de fermentation et de putréfaction.

Ces notions sont non seulement intéressantes au point de vue doctrinal, mais leur portée pratique n'est pas moindre, et c'est à ce point de vue surtout qu'elles regardent l'hygiéniste.

Tout ce qui touche à ces maladies dites aussi, et avec tant de raison, *maladies populaires*, offre un puissant intérêt, non seulement au point de vue de l'histoire de la médecine, mais encore au point de vue social et à celui de l'histoire générale de l'humanité. La peste d'Athènes décrite par Thucydide ; les grandes pandémies bibliques ; la peste noire, célèbre par les récits de Boccace ; la lèpre au moyen âge ; la petite vérole au commencement du siècle dernier ; de nos jours le choléra, sont de grands événements qui intéressent l'histoire à un plus haut degré que les révolutions et les batailles. C'est une vérité devenue banale aujourd'hui que les armées en campagne perdent plus de soldats par les maladies et les épidémies que par le feu de l'ennemi. C'est à l'hygiène à prévenir l'éclosion de ces maladies, à en arrêter les progrès, une fois qu'elles se sont développées.

Mais, sans entrer dans le détail, ce qui par dessus tout prouve l'action directe et énergique qu'exercent l'hygiène, et tous les auxiliaires dont elle dispose, sur le développement des maladies infectieuses, c'est l'histoire même de ces maladies, et surtout de celles qui, après avoir affligé l'humanité, ont finalement disparu devant le progrès du bien-être et de la civilisation. La peste, la grande maladie populaire de l'antiquité et du moyen âge, a quitté définitivement l'Europe et son ancien foyer classique, l'Égypte, et n'apparaît plus que de temps à autre dans quelques points limités de l'Orient. La suette anglaise, cette terrible maladie qui, née en Angleterre à la suite de la désastreuse guerre civile des Deux Roses, a décimé tout le nord-ouest de l'Europe au milieu du seizième siècle, a définitivement disparu du cadre nosologique. Si la pratique de la vaccination se faisait avec toutes les précautions que la science recommande, il ne serait plus question de la petite vérole. Ces exemples, qu'il serait aisé de multiplier, prouvent surabondamment que si les maladies infectieuses et contagieuses sont l'un des plus cruels fléaux de l'humanité, ce sont aussi des maladies sur lesquelles nous avons le plus de prise pour en arrêter les progrès et peut-être même pour en détruire définitivement les germes.

Nous allons maintenant passer en revue le mode de transmission des grandes maladies contagieuses et indiquer les précautions à prendre pour les *prévenir*.

FIÈVRE TYPHOIDE.

La *fièvre typhoïde* est la plus fréquente des fièvres et la plus répandue : aussi sa prophylaxie offre-t-elle un intérêt de premier ordre. Cette maladie pouvant être transmise par les déjections des malades, il sera nécessaire de les désinfecter. Elles doivent être reçues dans des vases contenant en permanence et par avance une certaine quantité de liquides neutralisants : solution d'acide borique 4 p. 100, ou de chlorure de zinc 5 gr. p. 100 gr. d'eau. Cette solution doit également servir à laver les latrines, chaque fois que des déjections y auront été jetées.

Tous les linges ayant servi au malade doivent être plongés dans une solution d'acide phénique (20 gr. pour un litre d'eau) et donnés immédiatement au blanchissage.

Il sera également utile de projeter sur les parois et dans l'atmosphère un nuage d'une solution désinfectante pulvérisée (acide phénique 1 p. 100).

L'eau potable devra être surveillée avec le plus grand soin.

Si une épidémie se montrait dans une école, l'école devrait être immédiatement évacuée et les malades disséminés.

CHOLÉRA.

Des précautions à peu près semblables doivent être prises contre le choléra, avec cette différence toutefois, que contre le choléra l'isolement est nécessaire.

Pour le choléra les mesures hygiéniques sont le complément indispensable des mesures quarantenaires : mesures de salubrité, d'aération et de ventilation, etc...

Pour le public, il est bon qu'il sache que, dès que le choléra est apparu quelque part, on doit, indépendamment des précautions hygiéniques et générales individuelles, chercher à éviter tout contact qui n'est pas absolument nécessaire avec les malades qui en sont atteints ; isoler ces malades autant que possible, et comme le principe contagieux réside principalement dans des miasmes qui s'exhalent de leurs personnes et de leurs excrétions, aérer avec le plus grand soin les appartements qu'ils occupent, ventiler sans cesse l'air qui les entoure, pour empêcher la concentration autour d'eux des miasmes morbides, les envelopper en quelque sorte d'une atmosphère chlorurée, phéniquée, qui neutralise ces miasmes, qui les décompose ; enfin placer les personnes nécessairement obligées de rester près des malades et au milieu de ces miasmes, dans des conditions hygiéniques qui en rendent l'absorption plus difficile et les mettent à même de résister plus efficacement à leur action.

VARIOLE. — INOCULATION. — VACCINE. — REVACCINATION.

La *variole* ou petite vérole est la plus contagieuse et la plus grave des fièvres éruptives ; elle a été, pendant de longs siècles, une des plus grandes calamités pour l'espèce humaine et ç'a été le triomphe de la médecine prophylactique de trouver un moyen sûr et commode de se mettre à l'abri de cette maladie. Grâce à l'*inoculation* d'abord, ensuite et surtout à la *vaccine*, la science possède actuellement un procédé certain de conférer l'immunité vis-à-vis de la variole, pourvu toutefois que l'on ait soin de se conformer à quelques précautions, malheureusement trop souvent négligées. De là résulte que la variole n'est pas encore actuellement ce qu'elle devrait être dans nos pays, une maladie définitivement éteinte.

De là ces nombreuses et récentes épidémies qui ont au moins eu ce résultat de faire cesser une sécurité excessive qui conduisait droit à la négligence.

L'agent contagieux, quand il se propage par la voie aérienne, consiste probablement en particules très fines, provenant des produits de sécrétion de l'éruption et tenues en suspension dans l'air. Le contage varioleux semble assez pesant et ne paraît pas pouvoir être transporté par l'air à une assez grande distance.

Le poison varioleux est très tenace et peut rester longtemps fixé à des objets inertes (murs d'une maison, meubles, vêtements, instruments), sans rien perdre de sa puissance. De là aussi l'extrême ténacité de la maladie qui, malgré l'énergie des moyens préventifs, s'éternise parmi nous et existe toujours dans les villes, du moins à l'état sporadique.

Quand un sujet, ayant déjà eu la variole, la gagne une seconde fois, le plus souvent il ne présente qu'une forme mitigée de la maladie, dans laquelle l'éruption n'arrive pas à suppuration : c'est la *varioloïde.* Même dans ce cas par conséquent, si la première atteinte ne confère pas une immunité absolue, au moins donne-t-elle une immunité relative. C'est sur cette notion fondamentale que repose la pratique de l'inoculation et de la vaccination.

Inoculation variolique. — « En voyant la terreur qui s'emparait de toutes les classes de la société à chaque épidémie de variole, dit Franck, on ne s'étonnera assurément point de tous les efforts que l'on a faits pour mettre des limites à un aussi grand fléau... Aussi les hommes, pour apaiser du moins un ennemi qu'ils ne pouvaient vaincre, se livrèrent volontairement entre ses mains par l'*achat* et l'inoculation de la variole. » Lorsqu'une épidémie était bénigne, pour acquérir le bénéfice même de cette bénignité, les parents avaient coutume d'acheter à prix d'argent l'avantage d'exposer leurs enfants, qui n'avaient pas encore eu la variole, à la contagion. Mais on devine tous les inconvénients de cette méthode ; la variole ne se gagne pas ainsi à volonté, et souvent, au lieu de l'affection bénigne qu'on recherchait, on provoquait une forme grave et mortelle.

L'inoculation constitua un progrès énorme ; on sait qu'elle se pratiquait de temps immémorial en Chine, en Géorgie et dans l'Orient ; importée en Europe par Lady Montague, elle ne tarda pas à s'y répandre rapidement, malgré de vives oppositions, et, à la fin du siècle dernier, elle était généralement pratiquée, tant en Angleterre que sur le continent. Cette pratique, qui a fourni de précieux résultats, repose sur deux faits d'observation : d'une part, qu'une première atteinte de la variole, si bénigne qu'elle soit, confère généralement l'immunité ; d'autre part, que le fait de l'*inoculation* de la variole, c'est-à-dire la pénétration brusque et artificielle du virus (1) dans une économie non préparée à son évolution, donne habituellement naissance à une forme très mitigée, très atténuée de la maladie, surtout si le virus qu'on choisit comme variolifère est recueilli, par une sorte de sélection, sur un individu atteint lui-même d'une variole bénigne.

L'inoculation a été un véritable bienfait pour l'hu-

(1) Par *virus* ou *contage* on désigne un principe morbide provenant d'un organisme déjà malade et capable de propager cette même maladie à un individu sain.

manité et elle serait encore actuellement d'un usage courant, si elle n'avait été détrônée par une méthode bien supérieure, la vaccine.

Vaccine. — C'est à Jenner que revient tout l'honneur de cette admirable découverte et, grâce à ses efforts persévérants, la vaccine remplaça rapidement l'inoculation.

La *vaccine* est la maladie développée chez l'homme par l'inoculation du virus du cowpox de la vache.

Voici, sous forme d'aphorismes, quelques propositions importantes :

1° Le meilleur préservatif de la variole est la vaccine ;

2° Dix ans après la première vaccination, il est sage de procéder à la revaccination ; si elle échoue, y revenir tous les ans ;

En temps d'épidémie de variole, revacciner indifféremment tout le monde ;

3° Comme la vaccination est une mesure d'utilité publique, elle doit être obligatoire.

ROUGEOLE.

La *rougeole* frappe rarement deux fois de suite le même individu, quoique des faits authentiques d'une seconde atteinte aient été signalés.

Le contage aérien de la rougeole semble aussi peu diffusible que celui de la variole. Ce fait semble résulter spécialement de la relation de Panum aux îles Féroë. Ces îles forment un groupe de 16 îles séparées les unes des autres par des courants marins souvent dangereux. Il a été facile de suivre pas à pas le contage. Aucun cas ne se manifesta sans que l'individu atteint n'eut été en contact très proche avec un malade ; c'est à la suite de cohabitation, de visites dans la chambre d'un malade que la contamination s'accomplissait et l'isolement de quelques maisons a suffi à préserver leurs habitants.

Il serait puéril, à notre sens, d'insister à l'égard de la rougeole sur une prophylaxie trop sévère ; car si par l'isolement on parvient à sauvegarder un enfant pendant une ou plusieurs épidémies, il n'en sera pas moins presque fatalement exposé à toutes les chances d'une contagion ultérieure, puisqu'une première atteinte seule met à l'abri du mal.

SCARLATINE.

Au lieu de provenir de l'Orient, comme la variole et la rougeole, la scarlatine semble une affection européenne. Elle est particulièrement une maladie anglaise. Elle sévit cruellement à Londres, et elle a une part très importante dans la mortalité générale de cette ville, où elle varie de deux à six mille, tandis qu'à Paris, année moyenne, elle n'occasionne qu'une centaine de morts.

Jamais cette maladie ne naît spontanément, toujours elle est engendrée par contagion. C'est un fait dont on a pu surtout s'assurer pour les contrées reculées, pour les îles lointaines et peu en communication avec le continent.

La réceptivité pour la scarlatine est loin d'être aussi grande que pour la rougeole. Presque tous les humains ont payé leur tribut à cette dernière maladie. La plupart échappent à la scarlatine. La contagion s'opère par le contact médiat ou par la voie miasmatique, c'est-à-dire par l'air chargé de particules volatiles virulentes. Un très court séjour auprès ou dans le voisinage des sujets contaminés suffit pour l'infection. Des objets inanimés (lettres, châles, linges de corps, pianos) peuvent servir d'intermédiaire. Des personnes saines, sans être atteintes de la maladie, ont transmis la scarlatine. Il n'est pas encore bien prouvé que les squames, les lamelles épidermiques, lors de la période de desquamation, soient douées de l'aptitude virulente. Le contage est d'une grande ténacité : des appartements, des lits évacués depuis trois mois, ont déterminé des infections nouvelles.

La prophylaxie de la scarlatine mérite une sollicitude toute spéciale ; en effet, nous avons vu que, contrairement à ce qui se passe pour la rougeole, tout le monde ne subit pas la scarlatine. La réceptivité pour la maladie est faible en dehors de l'enfance, quoique cependant elle soit loin d'épargner toujours les adultes. Il y a donc à écarter des jeunes enfants les dangers de la contagion de la scarlatine, auxquels ils auront grande chance d'échapper plus tard par le seul fait de leur âge plus avancé. La gravité de la maladie est un motif de plus de chercher à y soustraire les jeunes sujets. Lors donc qu'un cas de scarlatine se déclare dans une famille, et surtout dans une école, il est essentiel d'isoler le malade : le plus sage, s'il s'agit d'un établissement public, sera de fermer momentanément l'école, pour éviter une épidémie qui toujours, même dans les conditions les plus favorables, compte des cas malheureux.

DIPHTHÉRIE (ANGINE COUENNEUSE. — CROUP).

La diphthérie est une affection éminemment contagieuse. Elle participe à cet égard de toutes les particularités de la variole, par exemple en ce sens qu'un cas des plus bénins peut transmettre les formes les plus graves, absolument comme d'une varioloïde légère peut naître une variole mortelle.

La diphthérie procède habituellement par épidémie.

La contagion, pour s'effectuer, nécessite le contact ou l'inoculation. C'est le plus souvent par le transport des particules provenant des fausses membranes et déposées soit à la surface des muqueuses, soit sur la peau dénudée, que la transmission s'effectue. Il suffit de rappeler à ce sujet le tribut payé par le corps médical à cette redoutable affection. Le contage de la diphthérie est peu diffusible. Cette affection nous offre le type des épidémies habituellement circonscrites. La population de certaines fermes a été anéantie au voisinage d'habitations épargnées ; en ville même, elle frappera parfois exclusivement les personnes réunies en un même appartement, ménageant le reste de la maison et de la rue.

Au point de vue de la prophylaxie, nous n'insisterons que sur deux points : d'une part, étant donnée la nature éminemment contagieuse du mal, la nécessité de recourir à tous les moyens d'isolement et de désinfection que nécessitent toutes les maladies infectieuses. D'un autre côté, ces mesures préventives doivent s'appliquer non seulement aux cas graves (croup confirmé, diphthérie maligne), mais encore aux formes légères, douteuses, puisque nous savons qu'elles sont capables d'engendrer les formes les plus pernicieuses.

Rappelons enfin qu'une première atteinte du mal ne confère pas l'immunité.

RAGE.

La *rage* est une maladie se développant originairement sur l'espèce canine (chien, loup, chacal, etc.) et se transmettant, par inoculation, à l'homme, soit par la morsure du chien, soit par celle d'un animal d'une autre espèce, servant d'intermédiaire, tel que le bœuf, le mouton, le cheval, etc. ; elle résulte donc toujours, chez l'homme, de la morsure d'un animal enragé ; il faut donc une plaie, une solution de continuité du tégument externe ou des orifices muqueux permettant l'entrée ou l'absorption du virus. Il faut bien savoir que la morsure n'est pas nécessaire et qu'un chien atteint de rage, en caressant et en léchant la main de son maître, peut, en déposant une parcelle de bave sur une écorchure, lui communiquer la terrible maladie dont il est atteint.

Le virus réside dans la *bave* de l'animal.

La morsure d'un animal enragé n'entraîne pas fatalement la rage chez l'homme, soit que le virus ne soit pas absorbé, qu'il ait été essuyé par les vêtements, soit qu'il existe une immunité particulière de l'individu mordu.

La rage est-elle transmissible de l'homme à l'homme ? C'était une croyance généralement répandue autrefois et qui fut la source de bien des pratiques cruelles. Il n'existe que trois observations bien avérées de morsures provenant d'individus rabiques et aucune ne fut suivie d'accident.

Quelles sont les conclusions prophylactiques et les indications de police sanitaire qu'il importe de tirer de nos connaissances sur la rage ?

Si l'on envisage la fréquence relative de la rage humaine et surtout l'effrayante gravité de cette maladie, on comprendra que tous les moyens capables de la restreindre et de la prévenir méritent la plus grande sollicitude. En tête de ces moyens, il faut placer une police sanitaire rigoureuse sur la race canine, observée dans toutes les saisons.

Dès qu'un chien présente des phénomènes propres à faire redouter la rage, il faut l'abattre, ainsi que les chiens et les animaux sur lesquels il a exercé des morsures. Que si, au contraire, c'est un homme qui a été mordu, il sera bon de séquestrer l'animal pour l'observer tout à l'aise et s'assurer si réellement on a affaire à un cas de rage.

Vu la longue durée de l'incubation rabique, quelquefois plusieurs mois, chez le chien aussi bien que chez l'homme. il est prudent de mettre à mort tout animal mordu par un chien enragé ou soupçonné simplement de rage. Si le propriétaire s'oppose à ce moyen radical. il faudra séquestrer le chien pendant plusieurs mois et rendre le propriétaire responsable de toute infraction à la mesure de séquestration.

Mais par-dessus tout, il est nécessaire de redresser les idées erronées que l'on se fait des signes de la rage chez le chien, symptômes qui sont loin d'offrir constamment la physionomie outrée et violente qu'on se plaît à leur attribuer.

C'est par la notion plus exacte des symptômes

réels que la rage présente à ses différentes périodes et dans ses formes diverses que l'on constatera à temps le danger et que l'on pourra le prévenir.

La prophylaxie de la rage est la question vraiment pratique. La règle suprême est d'empêcher l'apparition d'une maladie qui n'a pas encore donné un seul cas de guérison et qui disparaîtrait si l'on supprimait tous les chiens enragés.

Nous terminerons ce chapitre en donnant les *Instructions relatives à la rage* que j'ai rédigées sur la demande du Comité d'hygiène, au nom d'une commission composée de M. Bouley et de moi.

Soins à donner à une personne qui vient de subir la morsure d'un chien enragé ou suspect :

Doit être considéré comme suspect :

1° Tout chien *connu* qui, contrairement à son caractère et à ses habitudes, est devenu agressif et mord, sans motif qui explique cette action, les personnes qu'il trouve à la portée de ses dents.

Dans ce cas le chien doit être considéré comme d'autant plus suspect que les personnes qu'il a mordues lui étaient plus familières;

2° Tout chien qui, dans l'intérieur des maisons, s'attaque aux personnes étrangères sans y être excité soit par son rôle de gardien, soit par une agression volontaire ou involontaire;

3° Tout chien divagant qui, sans aucune excitation, s'attaque aux personnes qu'il rencontre sur son passage, dans les rues, sur les routes, dans les campagnes;

4° Tout chien inconnu, trouvé errant, qui devient

tout à coup agressif pour les personnes qui l'ont accueilli dans leur demeure.

La cautérisation étant jusqu'ici l'unique moyen connu de prophylaxie de la rage, la seule chance de salut qui soit offerte aux personnes mordues consiste dans la *cautérisation* la plus prompte et la plus complète des plaies virulentes.

De tous les caustiques, le meilleur est le fer rouge, et la cautérisation est d'autant moins douloureuse que le fer est plus fortement chauffé. A défaut du fer rouge, on pourra se servir du caustique de Vienne ou de l'acide sulfurique.

Pendant que le fer chauffe ou en l'absence de caustique, il sera utile de *comprimer*, au dessus de la blessure, à l'aide d'un lien fortement serré, le membre mordu, en même temps que l'on cherchera, avec les doigts, à *exprimer* du dedans au dehors, les liquides contenus dans la plaie.

On aidera cette expression par un *lavage* continu fait avec un liquide quelconque.

Si la partie mordue est à la portée de la bouche, le blessé devra faire lui-même la *succion* et immédiatement.

La succion n'offre d'ailleurs aucun danger si la personne qui la pratique n'est affectée d'aucune écorchure, soit aux lèvres, soit dans la bouche.

Le public doit être mis en garde contre de prétendus spécifiques vantés par les charlatans ;

Il n'existe pas actuellement de préservatif contre la rage en dehors de la cautérisation profonde et immédiate des plaies virulentes.

Conduite à tenir lorsqu'un animal vient d'être mordu par un chien enragé ou suspect.

Non seulement tout chien enragé ou suspect doit être immédiatement abattu, mais encore tout animal mordu, chien ou chat, par un chien enragé ou suspect, doit également être immédiatement abattu.

En cas d'accident grave ou de mort d'homme, le propriétaire du chien enragé pourra être poursuivi d'office, sans préjudice des dommages-intérêts qui peuvent être réclamés par les familles (Art. 319, 320 459 du Code pénal, et art. 1385 du Code civil).

Il est important de conserver les cadavres des chiens et de les faire transporter à une École vétérinaire ou chez un vétérinaire quelconque, afin que l'autopsie permette de constater les altérations caractéristiques de la rage.

TRICHINOSE.

La *trichinose* est une maladie provoquée chez l'homme par l'ingestion de la viande trichineuse du porc. Si l'on fait ingérer à l'homme (ou expérimentalement à un animal) de la viande trichinée, le suc gastrique dissout la capsule d'enveloppe de la trichine ; celle-ci dans l'intestin donne naissance à une couvée de petits qui traversent les parois intestinales, émigrent dans les muscles et s'y fixent (fig. 125 et 126).

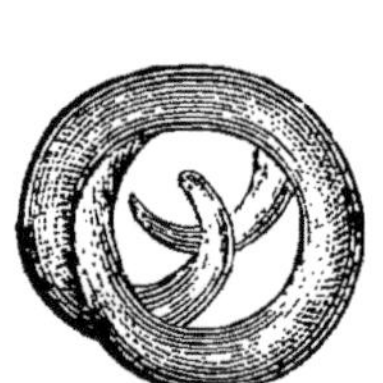

Fig. 125. — Trichine déroulée de son kyste et enroulée sur elle-même (Beauregard et Galippe).

C'est une maladie assez commune chez le porc,

surtout dans certaines contrées, en Allemagne, dans l'Amérique du Nord.

L'hygiène privée fournit un certain nombre d'indications prophylactiques. Il faut s'abstenir absolument de l'usage de la viande de porc crue ou mal cuite, et c'est assurément à l'habitude germanique de consommer la viande de cette manière que doit être attribuée, en partie, la fréquence des épidémies trichineuses d'Allemagne. Il ne faut pas se contenter d'une cuisson superficielle ; mais il est nécessaire de porter les parties profondes de la viande, aussi bien que les parties périphériques, à une température de 55 à 60°, température qui amène la mort des nématodes. En règle générale, la viande ne doit pas être rosée, ni surtout saignante, mais blanche ou grise par le fait de la cuisson.

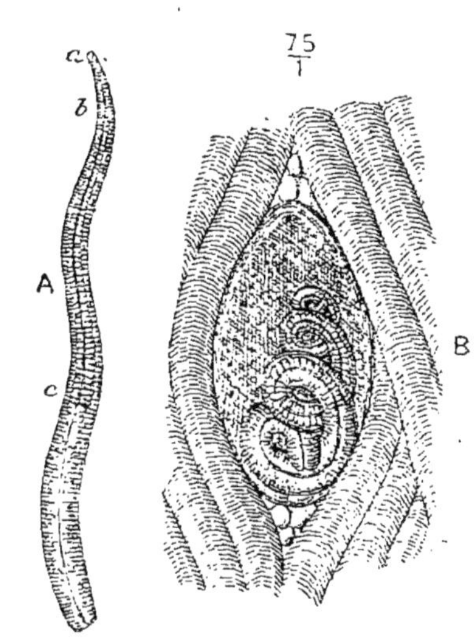

Fig. 126. — Trichine spiralée (Owen). — Larve enkystée dans les muscles d'un porc d'Amérique arrivé à Paris sous forme de charcuterie en mars 1881 (Mégnin).

On sait que la viande de porc est utilisée non-seulement à l'état frais, mais encore conservée soit par la salaison, soit par le fumage, et il faut se méfier de ces jambons superficiellement fumés et surtout de ceux où l'action de la fumée est remplacée par un simple badigeonnage d'eau créosotée.

ISOLEMENT ET DÉSINFECTION.

L'*isolement* tient logiquement la première place parmi les moyens de préservation. Par cela même qu'une maladie est susceptible de se communiquer par contage fixe ou diffusible, il est évident que la manière la plus efffcace de prévenir le contage est d'isoler de ses semblables l'individu atteint de la maladie et susceptible de la transmettre. Aujourd'hui la question peut être considérée comme résolue en principe. La nécessité de l'isolement a été démontrée.

Les maladies contre lesquelles il faut prescrire l'isolement sont :

1° Les fièvres éruptives : variole, scarlatine et rougeole ;

2° La diphthérie ;

3° Certaines épidémies accidentelles, comme le choléra, etc.

DÉSINFECTION.

Jusqu'à ces dernières années, on s'occupait peu de désinfection et de désinfectants. Désinfecter, c'est supprimer une souillure ; or, l'opinion, à notre époque, et par opinion nous voulons dire l'opinion médicale, nous entraîne de plus en plus vers cette idée, qu'un grand nombre de nos maladies résultent de la souillure, de l'infection de l'organisme, par des principes transmissibles renfermés dans l'air, le sol, les aliments, les boissons.

En supprimant cette souillure nous devons donc éviter ces maladies. Le public lui-même commence

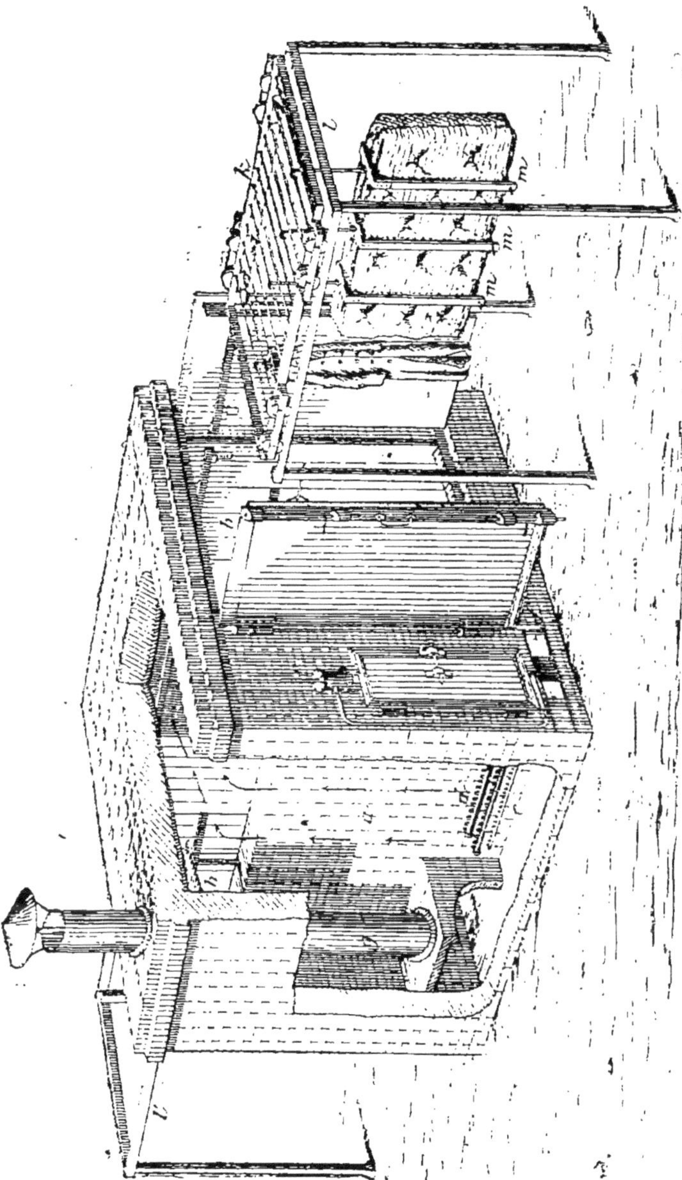

Fig. 127. — Étuve à désinfection par l'air chaud (Geneste et Herscher).

à s'intéresser à ces questions et les conseils administratifs étudient, à la suite des sociétés savantes, la création d'étuves de désinfection. La figure 127 représente le modèle d'une étuve à désinfection par l'air chaud, proposé par MM. Geneste et Herscher et approuvé par la Société de médecine publique et d'hygiène professionnelle de Paris. Nous espérons que, lorsque nous aurons les moyens d'exécution, on imposera la désinfection obligatoire à la suite des maladies contagieuses.

La destruction des principes morbides, et la *neu-*

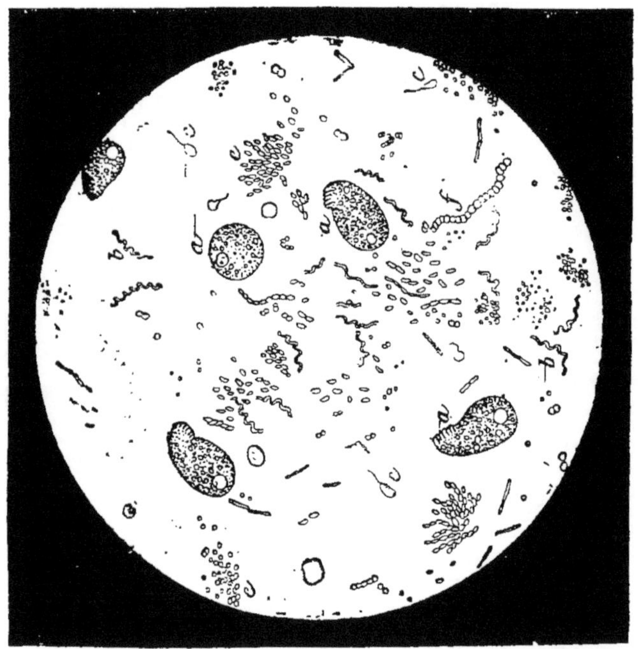

Fig. 128. — Principales formes de microbes qu'on rencontre dans une infusion de foin (Duclaux) (grossissement de 500 diamètres).

tralisation des virus, constituent donc un problème d'un intérêt très puissant et tout à fait actuel.

La médecine aura réalisé un immense progrès le jour où elle saura détruire ou éliminer les poisons morbides, les virus qui ont déjà pénétré dans l'organisme par la voie de l'absorption. C'est à l'hygiène qu'incombe l'étude des moyens destinés à rendre,

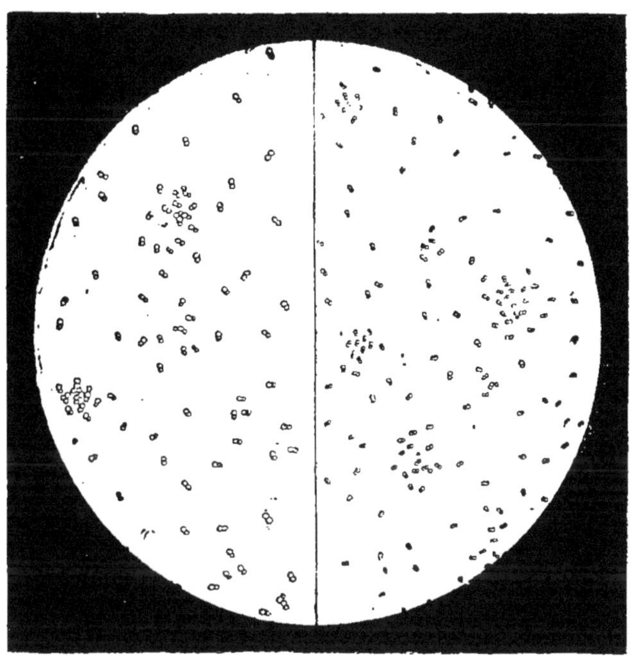

Fig. 129. — Microbe du choléra des poules (Duclaux).

avant leur pénétration dans l'organisme, les différents virus inoffensifs.

Cette question n'est autre que celle de la désinfection. En utilisant, en effet, les agents désinfectants, on ne se propose d'autre but que de détruire les propriétés nuisibles des virus. Jusqu'à ces dernières années la détermination de l'action des différents agents de désinfection a été purement empirique. Mais aujourd'hui la situation s'est transformée et nous avons vu paraître tout récemment des travaux importants qui précisent d'une façon scientifique l'action de ces agents.

Les agents de désinfection le plus fréquemment

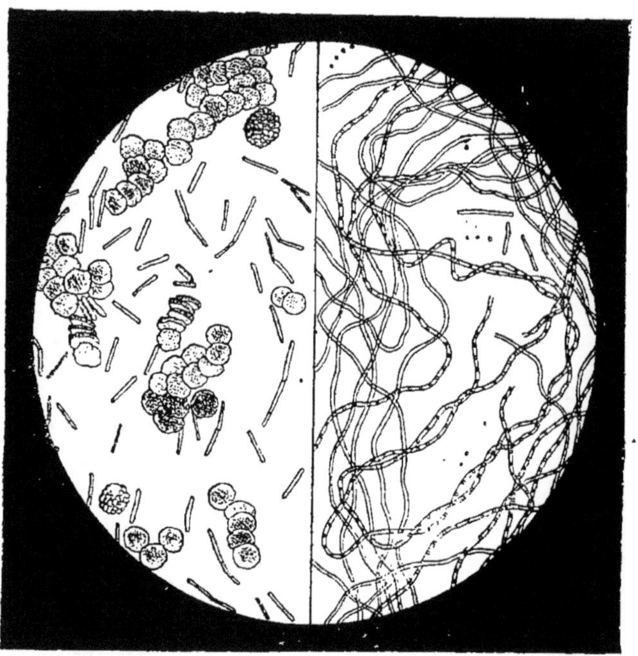

Fig. 130. — Bactéridie du charbon : à droite, cultivée dans du bouillon de veau ; à gauche, dans le sang d'un animal mort charbonneux (Duclaux).

usités et dont l'action a été étudiée sont : l'acide borique ; le chlore et les chlorures (chlorure de chaux, chlorure de zinc) ; l'acide phénique ; l'acide sulfureux ; l'acide sulfurique dilué ; la chaleur sèche et humide.

La méthode usitée par les auteurs, pour déterminer l'action des différents agents de désinfection, est des plus simples. Étant donné un virus inoculable, en prendre une quantité minime, mais bien déterminée; mêler à la dilution un agent chimique en proportion exactement dosée; au bout de 15 à 30 minutes de contact, injecter le mélange dans le

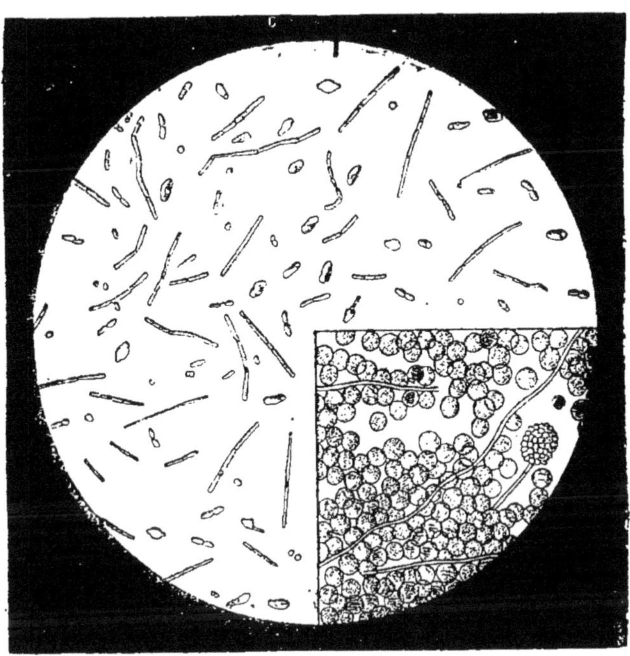

Fig. 131. — Vibrion septique. — A gauche en bas, ce que devient ce vibrion au milieu des globules du sang quelques heures après sa mort dans ce milieu (Duclaux).

tissu cellulaire et voir si le virus produit ses effets ordinaires.

Nous devons signaler en terminant les belles recherches de M. Pasteur sur l'atténuation du virus du charbon (fig. 130). Des expériences nombreuses ont permis de constater l'immunité conférée contre le charbon grâce à la vaccination d'un animal sain par le virus atténué de cette maladie. L'expérience a porté sur 360,000 moutons, 40,000 bœufs et 35,000 chevaux. Ces faits qui ressortissent de l'hygiène montrent toute l'importance de cette science qui permet de prévenir les maladies. Il est souvent plus facile, en effet, d'en empêcher le développement que de les guérir, et en médecine, comme en droit pénal, il vaut mieux prévenir que réprimer.

TABLE DES MATIÈRES

6105-82. — CORBEIL. Typ. et stér. CRÉTÉ.

www.ingramcontent.com/pod-product-compliance
Ingram Content Group UK Ltd.
Pitfield, Milton Keynes, MK11 3LW, UK
UKHW021101230726
13926UKWH00004B/1962

9 782013 678414